新スタンダード薬学シリーズ 第6巻

薬学情報科学

I. データサイエンス基礎
（基礎統計からデータ解析へ）

新スタ薬シリーズ編集委員会 編

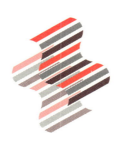

東京化学同人

薬剤師として求められる基本的な資質・能力

薬剤師は，豊かな人間性と医療人としての高い倫理観を備え，薬の専門家として医療安全を認識し，責任をもって患者，生活者の命と健康な生活を守り，医療と薬学の発展に寄与して社会に貢献できるよう，以下の資質・能力について，生涯にわたって研鑽していくことが求められる．

【① プロフェッショナリズム】
豊かな人間性と生命の尊厳に関する深い認識をもち，薬剤師としての人の健康の維持・増進に貢献する使命感と責任感，患者・生活者の権利を尊重して利益を守る倫理観を持ち，医薬品等による健康被害（薬害，医療事故，重篤な副作用等）を発生させることがないよう最善の努力を重ね，利他的な態度で生活と命を最優先する医療・福祉・公衆衛生を実現する．

【② 総合的に患者・生活者をみる姿勢】
患者・生活者の身体的，心理的，社会的背景などを把握し，全人的，総合的に捉えて，質の高い医療・福祉・公衆衛生を実現する．

【③ 生涯にわたって共に学ぶ姿勢】
医療・福祉・公衆衛生を担う薬剤師として，自己及び他者と共に研鑽し教えあいながら，自ら到達すべき目標を定め，生涯にわたって学び続ける．

【④ 科学的探究】
薬学的視点から，医療・福祉・公衆衛生における課題を的確に見出し，その解決に向けた科学的思考を身に付けながら，学術・研究活動を適切に計画・実践し薬学の発展に貢献する．

【⑤ 専門知識に基づいた問題解決能力】
医薬品や他の化学物質の生命や環境への関わりを専門的な観点で把握し，適切な科学的判断ができるよう，薬学的知識と技能を修得し，これらを多様かつ高度な医療・福祉・公衆衛生に向けて活用する．

【⑥ 情報・科学技術を活かす能力】
社会における高度先端技術に関心を持ち，薬剤師としての専門性を活かし，情報・科学技術に関する倫理・法律・制度・規範を遵守して疫学，人工知能やビッグデータ等に係る技術を積極的に利活用する．

【⑦ 薬物治療の実践的能力】
薬物治療を主体的に計画・実施・評価し，的確な医薬品の供給，状況に応じた調剤，服薬指導，患者中心の処方提案等の薬学的管理を実践する．

【⑧ コミュニケーション能力】
患者・生活者，医療者と共感的で良好なコミュニケーションをとり，的確で円滑な情報の共有，交換を通してその意思決定を支援する．

【⑨ 多職種連携能力】
多職種連携を構成する全ての人々の役割を理解し，お互いに対等な関係性を築きながら，患者・生活者中心の質の高い医療・福祉・公衆衛生を実践する．

【⑩ 社会における医療の役割の理解】
地域社会から国際社会にわたる広い視野に立ち，未病・予防，治療，予後管理・看取りまで質の高い医療・福祉・公衆衛生を担う．

シリーズ刊行の趣旨

　2002年薬学教育モデル・コアカリキュラム（以下コアカリ）が最初に日本薬学会のもとで策定され，2013年改訂を経て，今般2022年度版（令和4年度改訂版）が，文部科学省『薬学系人材養成の在り方に関する検討会』のもとでまとめられ，薬学教育モデル・コア・カリキュラム（以下改訂コアカリ）として2024年度から各薬系大学のカリキュラムにおいて運用されることになりました．今回の改訂では，「薬剤師の臨床に係る実践的な能力」，「薬剤師の社会的活動」，「課題発見能力と問題解決能力の醸成とその実践」等の学修目標が従前より明瞭かつ重視され，各大学のカリキュラムや授業，および薬剤師を目指す学生の学修に変革と希望がもたらされています．そこで，改訂コアカリ策定に携わった方々を中心とする編集委員会を分野ごとに立ち上げ，改訂コアカリの趣旨を普及することを目的に，"新スタンダード薬学シリーズ"の編集を計画しました．

　また今回，医・歯・薬の各学部教育モデル・コア・カリキュラムの内容の一部が「多様な場や人をつなぎ活躍できる医療人育成」のキャッチフレーズのもとで共通化されました．薬学の改訂コアカリにおいては，新たな「薬剤師として求められる基本的な資質・能力」（左ページ）が生涯にわたってのものとして提示され，従来のGIO/SBOを廃止して学修成果基盤型の学修枠組みを目指した形となり，また将来の薬剤師に必要な，総合的に患者を見る姿勢や個別最適化医療の提供，地域包括医療での多職種連携，情報科学技術を活かす能力，課題の発見と解決を科学的に探究する姿勢などの醸成が一層に求められるようになりました．本シリーズはこのような新たな取組みに対応し，医療人としての薬剤師養成教育に資する新たな教科書です．

　本シリーズの企画にあたっては，縦軸を「社会に貢献する薬剤師の多彩な職業分野（予防，医療，介護，福祉）の理解」，横軸を「薬剤師につながる基礎薬学，臨床薬学等の諸科目の理解」として，相互に密接な関係があることがわかることを目標としました．特に第1巻"モデル・コア・カリキュラムで学ぶ薬学"では，改訂コアカリで学ぶ趣旨と学びを活かす方法について，また社会に貢献する薬剤師の業務・実践能力と大学で学ぶ薬学の学問領域や主体的学修の繋がりなどについて，多くの事例をもとに説明し，シリーズの柱としてまた振り返りにも役立つよう編集しました．第2巻以降の専門科目は，専門知識を臨床に繋げて統合的に利用できる能力を育てることを目標に，学修成果基盤型学修内容のエッセンスを提供しています．各巻は改訂コアカリの各項目を参考に組立て，部や章の冒頭に"他領域・項目とのつながり"マップおよび"ねらい"，"学修目標"を示しました．さらに基礎知識と臨床の繋がりを意識しながら学ぶことで臨床に関わる実践的能力を身につけられるよう，随所に各科目間のつながりを示しました．医薬品の安全性・有効性・適性使用や個別最適化の薬物治療をはじめ，薬剤師に必要とされる広範な知識を，ストーリー性のあるわかりやすい記述で伝えることを心がけています．

　"新スタンダード薬学シリーズ"が将来薬剤師を目指す学生の道標となり，薬剤師としての能力を生涯にわたって高め続ける知識，技能，態度を身につける一助となることを編集委員一同願っています．

2024年3月

市川　厚・井上圭三・本間　浩

新スタンダード薬学シリーズ　編集委員会

総監修	市　川　　　厚	京都大学名誉教授，武庫川女子大学名誉教授，薬学博士
編集顧問	井　上　圭　三	帝京大学 副学長，東京大学名誉教授，薬学博士
	本　間　　　浩	薬学教育協議会 代表理事，北里大学名誉教授，薬学博士
企画委員	赤　池　昭　紀	和歌山県立医科大学薬学部 教授，京都大学名誉教授，薬学博士
	伊　藤　　　喬	昭和大学名誉教授，薬学博士
	入　江　徹　美	熊本大学大学院生命科学研究部 特任教授，熊本大学名誉教授，薬学博士
	太　田　　　茂	和歌山県立医科大学薬学部 教授，広島大学名誉教授，薬学博士
	奥　　　直　人	帝京大学薬学部 特任教授，静岡県立大学名誉教授，薬学博士
	亀　井　美和子	帝京平成大学薬学部 教授，博士(薬学)
	小　佐　野　博　史	帝京大学名誉教授，薬学博士
	鈴　木　　　匡(ただし)	名古屋市立大学大学院薬学研究科 教授，薬学博士
	中　村　明　弘	昭和大学薬学部 教授，薬学博士
	平　井　み　ど　り	神戸大学名誉教授，医学博士
	平　田　收(かず)正(まさ)	和歌山県立医科大学薬学部 教授，大阪大学名誉教授，薬学博士

(2024年3月現在)

まえがき

2024年度の入学者から適用となる薬学教育モデル・コア・カリキュラム（2022年度改訂版．以下改訂コアカリ）は大きく以下の大項目に分けられている．

- A 薬剤師として求められる基本的な資質・能力
- B 社会と薬学
- C 基礎薬学
- D 医療薬学
- E 衛生薬学
- F 臨床薬学
- G 薬学研究

そして，より良い医療人となるために，生涯にわたって研鑽すべき目標としての「A 薬剤師として求められる基本的な資質・能力」には以下が掲げられた．

1. プロフェッショナリズム
2. 総合的に患者・生活者をみる姿勢
3. 生涯にわたって共に学ぶ姿勢
4. 科学的探究
5. 専門知識に基づいた問題解決能力
6. 情報・科学技術を活かす能力
7. 薬物治療の実践的能力
8. コミュニケーション能力
9. 多職種連携能力
10. 社会における医療の役割の理解

本書"第6巻 薬学情報科学 I. データサイエンス基礎"は，このうち「6. 情報・科学技術を活かす能力」の実践的な知識の基盤を教授するものである．改訂コアカリ大項目B中の「B-5 情報・科学技術の活用」を支える基礎知識と言ってもよい．長足の進歩を遂げている情報技術が現代社会に及ぼす影響は大きく，薬剤師の活躍する現場も例外ではない．すでに現代のわが国の教育の一つとして，初等教育からプログラミングが取入れられ，高等学校での数学と情報の科目においても統計学や機械学習（深層学習によるAIを含む）の基礎が取入れられるなど，データサイエンスの知識が全世代的に教育されてきている．

情報教育は多岐にわたるので，それらを網羅的に学ぶことは難しい．薬学において必要となる知識であって，薬学生が生涯にわたって情報・科学技術を活用していくための基盤となる項目を厳選することが肝要となろう．本書の見返しには，本巻で扱う薬学情報科学の知識が他のコアカリ項目（他の科目）にどのようにつながるのかを示したマップを掲載した．薬学の中での情報科学の位置付けを意識しながら学ぶことで，活きた知識となるだろう．本書では，最先端の知識の羅列はできるだけ避けるように配慮した．また，高校教育との重複にも配慮したが，繰返し深めることが必要な項目については省略せずに記述することとした．既存のアプリやプログラミング言語を使いこなすといった目先の技術に翻弄されることなく，本書を活用していただきたい．

最後に，本書の執筆・校正にご尽力をいただいた先生方，および，企画・編集・発行までに，多大なご尽力をいただいた東京化学同人の編集部の方々に深く感謝する．

2024年7月

宮 崎　　智
松 野 純 男

第6巻 薬学情報科学
I. データサイエンス基礎
(基礎統計からデータ解析へ)

編 集 委 員

宮　崎　　　智*	東京理科大学薬学部 教授，博士(理学)	
松　野　純　男	近畿大学薬学部 教授，博士(薬学)	

(＊編集責任)

執　筆　者

今井志乃ぶ	昭和大学薬学部 教授，博士(医学)	[第5章]
岡　田　直　人	山口大学医学部附属病院薬剤部 講師・副薬剤部長，博士(薬学)	[第1章]
酒　井　隆　全	名城大学薬学部 助教，博士(薬学)	[第4章]
瀧　澤　　　誠	昭和薬科大学薬学部 講師，理学博士	[第5章]
中　野　義　雄	東京理科大学薬学部 助教，博士(薬学)	[第2章，第3章]
根　岸　健　一	北里大学薬学部 教授，博士(臨床薬学)	[第1章]
松　野　純　男	近畿大学薬学部 教授，博士(薬学)	[第3章]
大　和　幹　枝	昭和薬科大学薬学部 助教，博士(薬学)	[第2章]

(五十音順，[ ] 執筆担当箇所)

目　　次

第6巻　薬学情報科学
I．データサイエンス基礎
（基礎統計からデータ解析へ）

第1章　情報リテラシー･･1
1・1　著作権・プライバシー権（肖像権）･････････････････････････････1
1・2　データベース作成と個人情報保護･･･････････････････････････････9
1・3　インターネット利用時のリテラシー････････････････････････････17

第2章　基 礎 統 計･･･27
2・1　統計解析のプロセス･･･27
2・2　データのまとめかた･･･35
2・3　確率変数と区間推定･･･45
2・4　パラメトリック検定･･･55
2・5　二つの標本を比較するパラメトリック検定･･････････････････････63
2・6　ノンパラメトリック検定･･･････････････････････････････････････72
2・7　分散分析と多重比較･･･78

第3章　相関と回帰･･･93
3・1　説明変数と目的変数･･･93
3・2　回帰分析･･･95
3・3　判別分析の基礎･･108
3・4　判別分析手法（基礎編）･･････････････････････････････････････109

第2章，第3章の解説と例題に使用されるデータセットとRスクリプトは東京化学同人の
ウェブサイト（https://www.tkd-pbl.com）の本書ページから入手できます．

第4章 World Wide Web とデータ管理の基本 ……………………………… 119
　4・1　World Wide Web の基礎知識 …………………………………………… 119
　4・2　データベース管理の基礎知識 ……………………………………………… 125

第5章 データ処理の基礎知識と自動化 ……………………………………… 133
　5・1　処理の自動化の基本 …………………………………………………………… 133
　5・2　Excel と VBA …………………………………………………………………… 146

付　　録 ……………………………………………………………………………………… 158

索　　引 ……………………………………………………………………………………… 166

コラム

コラム1・1	オンライン講義での注意 ……………………………………………	7
コラム1・2	引用の範囲 ……………………………………………………………	7
コラム1・3	AI と著作権（開発と利用）…………………………………………	7
コラム2・1	ナイチンゲールはデータを活用し，医療に貢献していた！…………	34
コラム4・1	URL に関する知識を情報検索に活用する ………………………	121
コラム4・2	薬学に関連する Web API の具体例 ………………………………	124
コラム4・3	さまざまな医薬品コードの存在 ……………………………………	128

第 1 章　情報リテラシー

学生へのアドバイス

　ある物質で，純度が高くて値段の安い"試薬"と，純度は試薬ほどではないのに値段の高い"医薬品"があった場合，一般の市民はどちらを治療に使ってもらいたいと思うだろうか．わが国で"医薬品"は明確に『医薬品，医療機器等の品質，有効性及び安全性の確保等に関する法律（以下，薬機法）』で定義されており，さまざまな試験や許可を受ける過程で情報が付加されていく．ヒトに対する安全性の実験"情報"や，効果・副作用などの臨床"情報"は更新されていく，常に物質に安全で有効な"情報"があることを確認し，薬学生として"医薬品"の選択を考えることが重要となる．

　薬学生が"医薬品"を扱う際に必要な能力こそ，**情報リテラシー**である．情報リテラシーとは，総務省の通信白書では『情報機器の操作などに関する観点から定義する場合（狭義）と，操作能力に加えて，情報を取り扱う上での理解，更には情報及び情報手段を主体的に選択し，収集活用するための能力と意欲まで加えて定義する場合（広義）がある．』とされており，当然，薬学生には広義の情報リテラシーが必要とされる．

　これからの薬剤師は，これまでの対物業務を効率化し，対人業務を充実していくことが求められている．実際の薬剤師業務の中では，患者のさまざまな個人情報にふれることになる．患者の背景や価値観，経済的な要因，家族との関係性などは，医療を提供するうえで重要な情報であるとともに，慎重に取扱い，適切に活かすことが求められる．また，患者向けのリーフレットや外部への資料を作成するときには，著作権への配慮が必要になるかもしれない．これからの薬剤師には，倫理や法的な部分も含めて，情報・科学技術を活かす能力を身につけることが求められているのである．

> リテラシー　読み書きの能力や，ある分野に関する知識や能力のこと．
>
> **情報リテラシー**　総務省による定義（https://www.soumu.go.jp/johotsusintokei/whitepaper/ja/h10/html/98wp1-3-1.html）

1・1　著作権・プライバシー権（肖像権）

　新しい価値を身につけた薬学生として，さまざまな情報に十分配慮したうえで，得られた情報を活用するには，患者・医薬品・治療だけなく，関連するあらゆる情報を収集・整理し，それらを適切に加工して，正しく発信するという高度な知識・倫理観と技能を持ち合わせている必要がある．

　なかでも，デジタル・ネットワーク（SNSを含む）社会となっているわが国では，誰もが著作物を創作・公開できる一方で，許可を得ることなく利用し，無意識のうちに権利を侵害している可能性が高くなっている．

　著作権は，物に対して生じるだけではなく，思想や感情を創作的に"表現"したものを保護する権利であることに注意が必要である．（→特許権との違い）

　また，学生という側面では，今日のデジタル化された著作物，たとえば，医薬品の添付文書や教材として提供された資料を利用してレポートなどの課題を行う

> 著作権

だけでなく，学内・学外での発表会などで自分が創作する場面も考えられる．

そのような場面において，どのようなものを，どのような条件や範囲で利用できるのか，あるいは利用できないのか，著作権・プライバシー権（肖像権）とその周囲の関連する法律や権利などについて示す例を参考に，著作物だけでなく，患者や企業などの権利についても侵害しないよう積極的に意識して考え，注意を払ってもらいたい．

1・1・1 著 作 権

著作権法第一条では『この法律は，著作物並びに実演，レコード，放送及び有線放送に関し著作者の権利及びこれに隣接する権利を定め，これらの文化的所産の公正な利用に留意しつつ，著作者等の権利の保護を図り，もつて文化の発展に寄与することを目的とする．』とされている．

著作権は，図1・1に示すとおり知的財産権に包含される．そのため，著作権に含まれると考えていることであっても，正しくは知的財産権の別の権利として定義されている可能性がある．

a. 知的財産権と著作権　"知的財産"とは，知的財産基本法第二条にて『発明，考案，植物の新品種，意匠，著作物その他の人間の創造的活動により生み出されるもの（発見又は解明がされた自然の法則又は現象であって，産業上の利用可能性があるものを含む．），商標，商号その他事業活動に用いられる商品又は役務を表示するもの及び営業秘密その他の事業活動に有用な技術上又は営業上の情報をいう．』とされ，"知的財産権"とは『特許権，実用新案権，育成者権，意匠

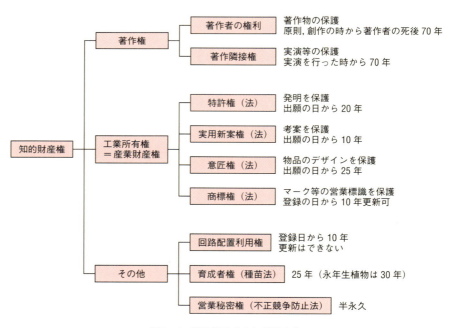

図1・1　著作権を含む知的財産権

権，著作権，商標権その他の知的財産に関して法令により定められた権利又は法律上保護される利益に係る権利をいう．』とされている．

　著作権について，もう少し詳しくみていくと，著作権は『思想又は感情を創作的に表現したものであつて，文芸，学術，美術又は音楽の範囲に属するもの』（著作権法第二条），つまり"表現"を著作物として定義して保護しており，"発明"を保護する"特許"とは異なることがわかる．

　薬学生が特許と聞いてすぐに思い浮かべるのは，新薬に関するものだと思うが，日本では，新薬を開発した時の特許による保護を受けた際に，物質の特許の20年の保護期間を終えても，その成分などの製造方法に関わる製法の特許を別に得ることが可能である．また，医薬品などでは，薬機法などの法規制により発明を実施できなかった場合に，5年以下の保護期間の延長を適用することができる．

b. 著作物　著作権法では，著作物は『思想又は感情を創作的に表現したものであつて，文芸，学術，美術又は音楽の範囲に属するもの』と定義されているが，具体的に例示されている第十条，第十一条，十二条，第十三条の記述を掲載する．ただし，線引きが曖昧な部分があるため，個別に著作物かどうかの判断がされる．

（著作物の例示）
第十条　この法律にいう著作物を例示すると，おおむね次のとおりである．
　一　小説，脚本，論文，講演その他の言語の著作物
　二　音楽の著作物
　三　舞踊又は無言劇の著作物
　四　絵画，版画，彫刻その他の美術の著作物
　五　建築の著作物
　六　地図又は学術的な性質を有する図面，図表，模型その他の図形の著作物
　七　映画の著作物
　八　写真の著作物
　九　プログラムの著作物
2　事実の伝達にすぎない雑報及び時事の報道は，前項第一号に掲げる著作物に該当しない．
3　第一項第九号に掲げる著作物に対するこの法律による保護は，その著作物を作成するために用いるプログラム言語，規約及び解法に及ばない．この場合において，これらの用語の意義は，次の各号に定めるところによる．
　一　プログラム言語　プログラムを表現する手段としての文字その他の記号及びその体系をいう．
　二　規約　特定のプログラムにおける前号のプログラム言語の用法についての特別の約束をいう．
　三　解法　プログラムにおける電子計算機に対する指令の組合せの方法をいう．
（二次的著作物）
第十一条　二次的著作物に対するこの法律による保護は，その原著作物の著作者の権利に影響を及ぼさない．

> (編集著作物)
> 第十二条　編集物（データベースに該当するものを除く．以下同じ．）でその素材の選択又は配列によつて創作性を有するものは，著作物として保護する．
> 　２　前項の規定は，同項の編集物の部分を構成する著作物の著作者の権利に影響を及ぼさない．
>
> (データベースの著作物)
> 第十二条の二　データベースでその情報の選択又は体系的な構成によつて創作性を有するものは，著作物として保護する．
> 　２　前項の規定は，同項のデータベースの部分を構成する著作物の著作者の権利に影響を及ぼさない．
>
> (権利の目的とならない著作物)
> 第十三条　次の各号のいずれかに該当する著作物は，この章の規定による権利の目的となることができない．
> 　一　憲法その他の法令
> 　二　国若しくは地方公共団体の機関，独立行政法人（独立行政法人通則法（平成十一年法律第百三号）第二条第一項に規定する独立行政法人をいう．以下同じ．）又は地方独立行政法人（地方独立行政法人法（平成十五年法律第百十八号）第二条第一項に規定する地方独立行政法人をいう．以下同じ．）が発する告示，訓令，通達その他これらに類するもの
> 　三　裁判所の判決，決定，命令及び審判並びに行政庁の裁決及び決定で裁判に準ずる手続により行われるもの
> 　四　前三号に掲げるものの翻訳物及び編集物で，国若しくは地方公共団体の機関，独立行政法人又は地方独立行政法人が作成するもの

c. 著作者の権利　著作権の権利には，著作者人格権と著作権（財産権：狭義）があり，前者は精神的利益を守る権利であり，後者は財産的利益を守る権利となっている（図1・2）．

　なお，著作権法には，前述の通り"著作権"という権利は明示されておらず，"表現"ごとに権利が規定されているため，"ある表現"を利用した場合，そこに著作権が及んでいるのかどうか，著作権を侵害している可能性があるのかどうか，利用前に慎重に確認することが重要となる．

　また，著作者人格権は譲渡できないが，著作権は譲渡可能であるため，著作権譲渡が行われている場合は注意が必要である．

d. 著作隣接権　俳優や演奏家などの実演家，レコード製作者，放送事業者，有線放送事業者などは，著作物を利用する立場にあるものの，利用する過程で準創造的な工夫への関与があることから，著作物の伝達者として，これらの者達は"著作隣接権"という権利をもつ．

e. 著作権の制限　ここまで著作物の利用に関する権利を中心に，守るべき事項をあげてきたが，例外として著作者の許諾を得ずに著作物を利用できる著作権の制限に関する規定が，著作権法第三十条から第五十条に記載されている．ただし，著作権が制限を受け，利用が許されていても，改変などまで許される訳で

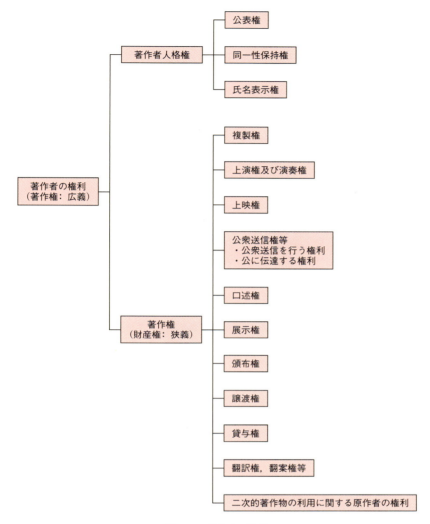

図1・2 著作者の権利

はなく，目的外の利用や条件を無視した利用もできないので，注意が必要である．

ここでは私的使用に該当する条文を示す．ただし，私的使用であっても，施された暗号やプロテクトを解除して複製することは禁止されている．

(私的使用のための複製)
第三十条　著作権の目的となつている著作物（以下この款において単に「著作物」という.）は，個人的に又は家庭内その他これに準ずる限られた範囲内において使用すること（以下「私的使用」という.）を目的とするときは，次に掲げる場合を除き，その使用する者が複製することができる．
　一　公衆の使用に供することを目的として設置されている自動複製機器（複製の機能を有し，これに関する装置の全部又は主要な部分が自動化されている機器をいう.）を用いて複製する場合*

* 附則第五条の二で，当分の間，専ら文書又は図画の複製に供するものを含まないとする．とされており，コピー機は含まれない．

> 二 技術的保護手段の回避（第二条第一項第二十号に規定する信号の除去若しくは改変その他の当該信号の効果を妨げる行為（記録又は送信の方式の変換に伴う技術的な制約によるものを除く．）を行うこと又は同号に規定する特定の変換を必要とするよう変換された著作物，実演，レコード若しくは放送若しくは有線放送に係る音若しくは影像の復元を行うことにより，当該技術的保護手段によつて防止される行為を可能とし，又は当該技術的保護手段によつて抑止される行為の結果に障害を生じないようにすること（著作権等を有する者の意思に基づいて行われるものを除く．）をいう．第百十三条第七項並びに第百二十条の二第一号及び第二号において同じ．）により可能となり，又はその結果に障害が生じないようになつた複製を，その事実を知りながら行う場合
>
> 三 著作権を侵害する自動公衆送信（国外で行われる自動公衆送信であつて，国内で行われたとしたならば著作権の侵害となるべきものを含む．）を受信して行うデジタル方式の録音又は録画（以下この号及び次項において「特定侵害録音録画」という．）を，特定侵害録音録画であることを知りながら行う場合
>
> 四 著作権（第二十八条に規定する権利（翻訳以外の方法により創作された二次的著作物に係るものに限る．）を除く．以下この号において同じ．）を侵害する自動公衆送信（国外で行われる自動公衆送信であつて，国内で行われたとしたならば著作権の侵害となるべきものを含む．）を受信して行うデジタル方式の複製（録音及び録画を除く．以下この号において同じ．）（当該著作権に係る著作物のうち当該複製がされる部分の占める割合，当該部分が自動公衆送信される際の表示の精度その他の要素に照らし軽微なものを除く．以下この号及び次項において「特定侵害複製」という．）を，特定侵害複製であることを知りながら行う場合（当該著作物の種類及び用途並びに当該特定侵害複製の態様に照らし著作権者の利益を不当に害しないと認められる特別な事情がある場合を除く．）
>
> 2 前項第三号及び第四号の規定は，特定侵害録音録画又は特定侵害複製であることを重大な過失により知らないで行う場合を含むものと解釈してはならない．
>
> 3 私的使用を目的として，デジタル方式の録音又は録画の機能を有する機器（放送の業務のための特別の性能その他の私的使用に通常供されない特別の性能を有するもの及び録音機能付きの電話機その他の本来の機能に附属する機能として録音又は録画の機能を有するものを除く．）であつて政令で定めるものにより，当該機器によるデジタル方式の録音又は録画の用に供される記録媒体であつて政令で定めるものに録音又は録画を行う者は，相当な額の補償金を著作権者に支払わなければならない．

f. 大学での著作物の利用について　　薬学生が利用するおもな資料について，どのような場合に学術的利用が許されるのか，あるいは条件付きで利用が可能なのか，はたまた利用は許されないのかみていきたい．

- 図書の複製
  書籍の複製は，制限付きで認められている．
- 教育機関における複製と利用
  （レポート・論文での利用上の注意）
  　公表された著作物を引用して利用することができる．ただし，利用の目的・範囲が決められている．
  - 出典を明示する．
  - 引用部分を明確に示す．

- 引用の文章を改変しない．
- 必要最低限にする．

(配信動画の利用上の注意)

私的使用の目的のデジタル方式で録画されたコンテンツを許可なく配信することは，刑事罰の対象となり，講義の配信動画についても適用される．

(講義での利用上の注意)

講義での著作物の利用は，リアルタイム配信での利用も含めて可能である．ただし，オンデマンド配信の場合は，補償金を支払うことによって利用可能となる．

g. 自分の著作物について　著作権は，著作物が作成した際に付与される．ただし"私権"であるため，著作物を公表（論文・学会発表）する場合の管理は自身で行い，行政などへの手続きは不要である．

また，デジタル・ネットワーク社会となっているため，著作物を利用する際には便利で簡単に利用ができてしまう．逆に，著作者の側に立てば，容易に利用され，本人の意図しない形で世界に広まって行くこともありうる．そのため，不正利用の防止目的を含め，著作物を公表する際には，利用条件を明示したうえで，利益や被害を想定し，書面による合意や契約を行うことが重要である．

コラム 1・1　オンライン講義での注意

配信された動画を許可なく撮影・録画などを行って配信することが違法行為であることは本文に記載したが，同様に配信先 URL やアクセス用 ID やパスワードを対象外の者に教えること，資料を許可なく複製し，配信することも注意が必要．

コラム 1・2　引用の範囲

引用を含めた文章において，そのほとんどが引用で占められている場合は，正当な範囲を超えた文章となっているため，原則として著作権者の許可が必要になる．

コラム 1・3　AI と著作権（開発と利用）

AI を"開発"などの目的で利用する場合には，第三十条の四（著作物に表現された思想又は感情の享受を目的としない利用）の『二　情報解析の用に供する場合』に該当し，必要の範囲内において，許諾なく利用可能と考えられる．

AI を"利用"した創作物を公表販売，また複製・類似物を販売した場合は，著作権の侵害に該当すると考えられる．

1・1・2 プライバシー権（肖像権）

a. プライバシー権　芸能人などの有名人でなくとも，現代の発達した情報社会では，自分の私生活を公表される危険性をもつ．そこで本人が望まない私事をみだりに公開されないという法的保障ないし権利を持っている．

プライバシー権の侵害による不法行為としては，過去の裁判の判例から以下の三つにより成立すると考えられる（東京地判昭和 39・9・28 下民集 15 巻 9 号 2317 頁より）．

① 公開された内容が私生活の事実またはそれらしく受けとられるおそれのある事柄
② 一般人の感受性を基準にして当該私人の立場に立った場合，公開を欲しないであろうと認められる
③ 一般の人々に未だ知られない事柄である

なお，このプライバシー権は，個人的・消極的権利としての性格の強い"ひとりにして放っておいてもらう権利"というプライバシー概念から，より積極的な"自己に関する情報をコントロールする"権利として捉える見解に変化してきている．

そのようななかで，薬学生は実務実習において，薬物治療の効果・副作用評価に必要な患者情報（基本的情報，遺伝的素因，年齢的要因，臓器機能，生理的要因など）に接し，それらの情報を活用した医薬品の適正使用に貢献していく必要がある．すなわち，病気の治療を望むために患者が提供した"自己に関する情報"を医療人ではない学生が扱うことになる．患者側からの視点では，自身の種々の情報を法的に何の保証ももてない者に晒すことになるため，望まない状態で自身の情報を入手されてしまう状態が生じる．つまり，薬学生が患者のプライバシー権を侵害しかねない状況となる．

そこで，実務実習に参加する薬学生は，その適性と質を保証でき，患者の安全とプライバシー保護に十分配慮したうえで，その情報を学生自身が厳重に管理でき，守秘義務と**個人情報***保護に配慮する必要がある．

* 氏名などの個人を特定できる情報だけでなく，マイナンバーや ID など固有の情報についても個人情報保護法の範囲に含まれる．

b. 肖像権　肖像権は自らの写真・映像の撮影や，その公表をコントロールできる権利である．しかし，明文化された法律はなく，裁判所の判例からの権利であるため，対象や適用の範囲などに明確な規定はない．ただ，過去の最高裁判所の判例から，適法性（人格的利益の侵害が社会生活上受忍の限度を超えるか否かの判断）を判断するにあたり，① 被撮影者の社会的地位，② 被撮影者の活動内容，③ 撮影の場所，④ 撮影の目的，⑤ 撮影の態様，⑥ 撮影の必要性，の六つの要素などを"総合考慮"するとしており，正当な理由なく自身が写っている画像やそれを勝手に公表されない権利として保護され，撮影が違法とされる場合の写真の公表も違法となる．

パブリシティ権

一方で，自分が写っている画像で対価を得るための権利として，**パブリシティ権**がある．有名人などが自身の画像で経済的な利益を得られる権利であり，他人に勝手に自身の画像を使用されない権利でもある．ただし，肖像権と同じく法律

による規定はない．

　街中に虹がかかっている景色が綺麗だと撮影したり，記念写真を撮った際の画像に写っている場合など，明らかに写っている人物が対象でない画像であれば，上記の判例に照らし合わせても肖像権の侵害にならない可能性は高いと考えられる．しかしながら，本人と特定できる画像をSNSなどの手段を用いて情報を拡散した場合には，プライバシー権の侵害となりうる．医療人の卵である薬学生には，そのような事を行わない注意が必要である．

　スマートフォンは，声によるコミュニケーション手段だけでなく，医薬品情報を入手する手段，あるいはアプリケーションを介してさまざまな利便性を得られる，薬学生の誰もが所持できる利便性の高いツールである．しかし，それゆえに，気軽に本人と特定できる高解像度撮影ができてしまう機種を使用する際には，使用する本人や周囲に対して注意を払う必要がある．

例題1・1　法律の改訂を確認する課題として，公益社団法人日本薬剤師会が公表した"薬剤師行動規範"15項目について調べなさい．

例題1・2　医薬品と化学物質に関する情報の違いについて議論しなさい．

例題1・3　生成AI（ChatGPTなど）の利点と問題点をあげ，医療従事者としての利用範囲と責任の関係について考えなさい．

例題1・4　大学の講義（配信講義を含む）やレポートで使用する著作物について許可される範囲・条件と，教員や学生の研究成果を利用してよい範囲・条件について述べなさい．

例題1・5　フィッシング詐欺にあわないために日頃から注意しておくべきことと，どのような情報までなら提供しても被害を最小限に抑えられるか考えなさい．

例題1・6　SNSで地域住民・患者に必要と考えた情報や，公表した方がよいと考えられる情報の重要性を強調するため，少しだけ盛った写真や記事を投稿した際に，想定される発信者としての責任について述べなさい．

1・2　データベース作成と個人情報保護

1・2・1　はじめに

　医療現場においてデータベースを用いた情報管理と利用は広く行われている．薬剤師は医療現場の**病院情報システム（HIS）**を用いて医薬品に関するマスタ管理などを行うことが求められる．さらに患者に対して服薬指導などの薬学的管理を行う場合も，さまざまなデータベースを参照に情報を収集し活用する．また近年は大規模データベースが利用可能になり，データベースを用いた薬学研究も盛んに行われるようになった．本節では，薬学にとって必須の知識となったデータ

病院情報システム Hospital Information System, **HIS**

ベースについての基礎的背景と，データベース利用時に注意するべき個人情報保護法をはじめとする各種規制について概説する．

1・2・2 データベースの定義と種類

データベース database

データベースとは，電子的にアクセス可能な形式で保存された大量のデータの集まりのことである．データベースに格納されたデータは簡単に検索，追加，更新が可能であるため，現在データベースはさまざまな場面で利用されている．たとえばわれわれのスマートフォンの連絡先リストは日常的に使用するデータベースの一つである．

現在利用されているデータベースとして，データを木構造で管理する階層型データベースや，テーブルとしてデータを整理し，複数のテーブル間の関係を通じて情報を結びつけるリレーショナルデータベースなどいくつかの種類が存在する．リレーショナルデータベースはその利便性から，現代の多くのアプリケーションで広く使われている．また，ネットワーク型，オブジェクト指向型，ドキュメント指向型など，他のデータモデルも特定の用途に応じて選択される．

1・2・3 リレーショナルデータベースの構成要素

リレーショナルデータベース relational database

リレーショナルデータベースはデータを行（レコード）と列（カラム）の二次元の構造からなる表（テーブル）に格納する．この行と列を指定することで任意のデータを抽出することが可能になる．通常1行に1件のデータが格納されており，それぞれの列で各データの性質を定義している．

リレーショナルデータベースの特徴として，表同士を連結することで複数の表にまたがるデータを抽出することができる．たとえば，ある表のデータが更新された場合，その表と関連付けられている他の表のデータも，参照整合性を保つために適切に更新される．このように，リレーショナルデータベースはデータの整合性と更新に対して高い柔軟性を有している．

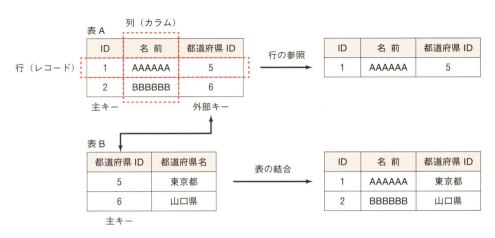

図1・3　リレーショナルデータベースにおけるデータ活用

リレーショナルデータベースにおける表には**主キー**が設定されている．主キーとはその表の各行を一意に識別するための列であり，主キーを通じて特定の行を正確に指し示すことができる．そのため，主キーは他の行とは同じにならないユニークなデータとなる．一方，**外部キー**は別のテーブルの主キーを参照するための一つのテーブルの列のことをよぶ．表 A の外部キーと表 B の主キーを連結することで，テーブル間のデータを結び付けることが可能になる（図 1・3）．

主キー primary key

外部キー foreign key

1・2・4　SQL

データベースを管理するコンピュータシステムは **DBMS（データベースマネジメントシステム）** とよばれる．ユーザは DBMS に対して指示を与えることで，必要な情報を必要なときに抽出することが可能となる．リレーショナルデータベースを用いてデータ収集を行う場合は，**SQL（構造化問合わせ言語）** という専門の言語を用いる．SQL は，データベースと対話するための標準的な言語となっており，SQL を用いることで，データベースの検索，挿入，更新，削除といったことが可能になる．

DBMS Database Management System（データベースマネジメントシステム）

SQL Structured Query Language（構造化問合わせ言語）

SQL の構文で記述された命令文を SQL 文とよぶ．SQL 文はその命令の種類により以下のように分類される．**データ定義言語（DDL）** はデータベースや格納する表の作成や削除時に使用する命令文である．**データ操作言語（DML）** は，表における行の検索や変更時に使用する命令文である．**データ制御言語（DCL）** はデータベースのセキュリティやアクセス権限を管理する命令文であり，**トランザクション制御言語（TCL）** は複数の処理の確定や取消し時に使用する．リレーショナルデータベースのユーザはこれらの SQL 文を DBMS に送信することで，目的とするデータの抽出や新たなデータの追加が可能になる．たとえば，"SELECT*FROM A;（A はテーブル名をさす）" という SQL 文は，指定した A というテーブルにおけるすべてのデータを取得するために使用される SQL 文である．

データ定義言語 Data Definition Language, DDL

データ操作言語 Data Manipulation Language, DML

データ制御言語 Data Control Language, DCL

トランザクション制御言語 Transaction Control Language, TCL

1・2・5　薬学におけるデータベースの利用

リレーショナルデータベースは医療の現場において数多く利用されている．HIS は病院の各部門を結び，病院の業務を支援するシステム全体をさし，このなかには，電子カルテシステムをはじめ，オーダリングシステムや医用画像情報管理システム，薬剤部門システムなど各部門に特化したシステムすべてが含まれる．薬剤部門は病院内外で使用される薬剤マスタを管理しており，新規採用された薬剤や販売中止となった薬剤の情報を更新することで，HIS 全体の薬剤情報を迅速に変更することが可能である．これにより，患者の処方データを格納し，薬物相互作用をリアルタイムでチェックするデータベースなどの運用が実現する．

リアルワールドデータ研究は，レセプトデータなど実臨床から得られる巨大な医療データを二次利用することで，新たな知見を得ることを目的とした研究である．リアルワールドデータは，リレーショナルデータベースの形で提供されるた

め，リアルワールドデータ研究を推進するためには，リレーショナルデータベースを効果的に扱うスキルとリテラシーが不可欠である．

1・2・6 データベース利用時に留意すべき規制

以上のように，医療や薬学研究のさまざまな領域においてデータベースが利活用されている．しかし，医療に基づき生成されるデータはすべて患者由来のデータになる．そのため，患者個人の情報を含んでおり，その利用は法規制で厳しく管理されている．特に医療分野は，個人情報の性質や利用法などから，医療者個人のみならず各医療機関においても適正な取扱いを厳格に実施する必要がある分野である．医療機関における個人情報の取扱いを定めた規制が**個人情報保護法**（正式名称：個人情報の保護に関する法律）である．また，個人情報保護法に合わせて，医療機関で行う臨床研究の実施に関するための倫理指針である「人を対象とする生命科学・医学研究に関する倫理指針」が定められている．そして個人情報保護法を遵守しつつ医療情報の利活用の推進を行うために，次世代医療基盤法が制定された．われわれがデータベースを扱う際は，これら個人情報保護に関する規制を理解し，遵守する必要がある．

1・2・7 個人情報保護法

個人情報保護法は『個人情報の有用性に配慮しつつ，個人の権利利益を保護すること』を目的とし，2005年4月に施行された．その後，施行時には想定し得なかったデジタル技術の発展や社会情勢の変化に伴い，個人情報保護法はこれまでに3度の大きな改正が行われてきた．今後も社会情勢の変化に柔軟に対応できるよう，個人情報保護法が改正されると予想される．個人情報保護法は，医療機関だけでなく，国の行政機関や独立行政法人，地方公共団体以外にも，個人情報を取扱うすべての事業者や組織が守らなければならない共通のルールである．個人情報保護法の原則として，① 利用方法による制限，② 適正な取得，③ 正確性の確保，④ 安全性の確保，⑤ 透明性の確保がある．

個人情報保護法における**個人情報**とは，生存する個人に関する情報で，氏名，生年月日，住所，顔写真などにより特定の個人を識別できる情報（他の情報と容易に照合できることで，特定の個人を識別することができるものを含む）をさす．さらに，**個人識別符号**とは，光彩などの身体の一部の特徴を電子処理し変換した符号や旅客番号など，その情報単体から特定の個人を識別できる情報のことをさし，個人識別符号が含まれる情報は個人情報となる．さらに個人情報のなかでも，本人に対する不当な差別・偏見その他の不利益が生じないように，取扱いについて特に配慮を要する一定の個人情報を**要配慮個人情報**とよぶ．病院内で扱う病歴は診療録などの診察記録や治療内容，調剤情報などが含まれるため，病院内で得られる情報は要配慮個人情報に関わる部分が多い．また，個人情報を一定の措置を講じて加工し，他の情報と照合しない限り特定の個人を識別できないようにした情報を**仮名加工情報**とよぶ．さらに，一定の措置を講じて特定の個人を識別できないように加工し，さらに，個人情報を復元することができないように

した情報を**匿名加工情報**とよび，一定の規律のもとで，他領域で利活用が可能となる（図1・4）．

匿名加工情報

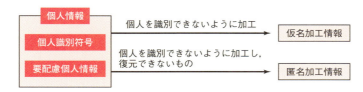

図1・4 個人情報

"個人データ"とは，個人情報データベース等（個人情報を含む情報の集合物であって，ある特定の個人情報を電子計算機を用いてまたは容易に検索できるよう体系的に構成したもの）を構成する個人情報のことをさす．また"保有個人データ"とは，個人情報取扱事業者が開示等を行う権限を有する個人データをさす．

個人情報を取扱う場合，以下のようなルールを遵守する必要がある．

① 個人情報を取扱う場合は，その利用目的を具体的に特定する必要があり，特定した利用目的の範囲外のことに利用する場合，あらかじめ本人の同意が必要となる．
② 個人情報の利用目的をホームページ等により公表するか，本人に通知する必要がある．
③ 取得した個人情報は，利用目的の範囲で利用してはいけない．
④ 要配慮個人情報の取得には，原則として本人の同意が必要となる．
⑤ 個人データの漏えい等が生じないように，適切に管理するための措置を講じる必要がある．
⑥ 個人データを本人以外の第三者に提供するときは，一部の例外を除き，あらかじめ本人の同意が必要である．
⑦ 本人からの請求があった場合は，保有個人データの開示，訂正，利用停止などに対応する必要がある．
⑧ 一定の個人データの漏えい等が起こった場合，当該事態が生じた旨を個人情報保護委員会に報告するとともに，本人に通知する必要がある．

このように，個人情報の取扱いにはさまざまな規制がある．個人情報保護法に違反した場合は，罰則等のペナルティが課せられるため，患者データを扱う場合は，個人情報保護に関する最新の情報を入手し，それを理解する必要がある．

一方で，院内症例検討会など，患者の治療方針や経過を検討することが目的であれば，個人情報の入手目的に教育研修での使用を明示することで，患者名を出してもよい．また特定の症例を学会で報告する場合も通常の疾患であれば氏名を削除することで匿名化されていると考えられるが，きわめてまれな疾患の場合は氏名の削除のみでは匿名化されているとはいえず，本人の同意が必要である．また，患者の個人情報を研究に用いる場合は，次の**人を対象とする生命科学・医学系研究に関する倫理指針**も参考に，研究を実施する必要がある．

人を対象とする生命科学・医学系研究に関する倫理指針

1・2・8 人を対象とする生命科学・医学系研究に関する倫理指針

人を対象とする生命科学・医学系研究に関する倫理指針は，人を対象とする生命科学・医学系研究に携わるすべての関係者が遵守すべき事項を定めており，人間の尊厳及び人権が守られ，研究の適正な推進が図られるようにすることを目的としている．本指針には，生命科学・医学系研究を行う者が遵守すべき以下の事項が記載されている．

① 社会的及び学術的意義を有する研究を実施すること
② 研究分野の特性に応じた科学的合理性を確保すること
③ 研究により得られる利益及び研究対象者への負担その他の不利益を比較考量すること
④ 独立した公正な立場にある倫理審査委員会の審査を受けること
⑤ 研究対象者への事前の十分な説明を行うとともに，自由な意思に基づく同意を得ること
⑥ 社会的に弱い立場にある者への特別な配慮をすること
⑦ 研究に利用する個人情報等を適切に管理すること
⑧ 研究の質及び透明性を確保すること

本指針では，研究を適正に実施するために，研究計画書の記載内容に関する事項や，インフォームド・コンセントを受ける手続きなどについて記載されている．さらに，研究の種類（侵襲の有無や介入の有無など）によりインフォームド・コンセントの手続等の簡略化についても記載がされている．本指針における侵襲とは『研究目的で行われる，穿刺，切開，薬物投与，放射線照射，心的外傷に触れる質問等によって，研究対象者の身体又は精神に傷害又は負担が生じること』をさし，介入とは『研究目的で，人の健康に関する様々な事象に影響を与える要因（健康の保持増進につながる行動及び医療における傷病の予防，診断又は治療のための投薬，検査等を含む．）の有無又は程度を制御する行為（通常の診療を超える医療行為であって，研究目的で実施するものを含む．）』をさす．介入研究に該当しない研究は観察研究とよばれる．

臨床研究を行うためには，患者の病歴等の診療情報が必須となる．これら情報は，個人情報保護法では要配慮個人情報として分類され，情報の取得には原則本人の同意が必要となるが，本指針では，個人情報保護法の義務規定の適用除外が活用される場合がある．また本指針は，すでに作成されている匿名加工情報を用いた研究（試料を用いない場合に限る）は対象外である．このように，臨床研究に用いる個人情報の種類によって，研究の実施方法が異なる．そのため，研究を実施する場合は，本指針を正確に理解し遵守する必要がある．

1・2・9 次世代医療基盤法

次世代医療基盤法（正式名称：医療分野の研究開発に資するための匿名加工医療情報及び仮名加工医療情報に関する法律）は，医療分野の革新を支える大規模な医療データの収集と利活用を促進するために制定された法律である．この法律

のもとで，健康診断の結果や電子カルテなどの個人医療情報が，個人を特定できないように匿名加工され，研究開発や医療システムの改善，医療行政の効率化に役立てられる．

本法律は，患者の個人情報を保護しつつ，医療情報の有効活用を目指している．具体的には，患者から得られた要配慮個人情報である医療情報を，オプトイン（事前に同意を得る）またはオプトアウト（事前通知後に反対しない限り同意したものとみなす）の手続きを通じて，認定事業者に提供することが可能である．この手続きにより，医療機関は，患者の診療情報を国によって認定された事業者に渡すことができ，その事業者は情報を匿名加工することで，研究機関や企業などの第三者に提供することができる．事業者から提供された匿名加工情報は，新薬の開発，疾病の予防策の研究，医療サービスの質の向上など，さまざまな医療関連の研究開発に利用される．そして得られた成果を国民にフィードバックすることを目指している（図 1・5）．

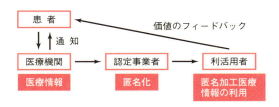

図 1・5　次世代医療基盤法

次世代医療基盤法は，医療情報の適切な管理とセキュリティを確保するための厳格なガイドラインを設けている．医療機関から個人情報の提供を受ける認定事業者は，情報の匿名加工，保管，提供に関して高いセキュリティ基準を満たす必要があり，不正アクセスや情報漏えいを防ぐための措置を講じることが義務付けられている．

この法律により，医療データの活用が促進されるとともに，患者の個人情報保護という二つの重要な目標が達成されることを目指している．また，目まぐるしく変動する社会情勢の変化に伴い，次世代医療基盤法の改正も計画されている．医療ビッグデータを適切に扱い，利用するためにはこれら法律の理解が必要となる．

例題 1・7 データベースの特徴を示した次の文のうち，誤っているのはどれか．一つ選べ．
1. データベースへの情報の追加は困難である．
2. リレーショナルデータベースは複数のテーブル間の関係を通じて情報を結びつける．
3. 階層型データベースはデータを木構造で管理する．
4. データベースはわれわれの生活のさまざまな場面で利用されている．

解　答　1
（解説）
1. データベースの情報の更新は容易に行うことができる．

例題 1・8　リレーショナルデータベースの特徴を示した次の文のうち，正しいのはどれか．二つ選べ．
1. データを行（レコード）と列（カラム）からなる表（テーブル）に格納する．
2. 1行に複数件のデータが格納されている．
3. 一つの表において主キーは重複することがある．
4. 主キーと外部キーを用いることで表同士を連結させることができる．

解　答　1，4
（解説）
2. リレーショナルデータベースでは1行に1件のデータが格納されている．
4. 主キーは各行を一意に識別するための列であり，重複することはない．

例題 1・9　SQLの特徴を示した次の文のうち，誤っているのはどれか．一つ選べ．
1. SQLはリレーショナルデータベースを用いてデータ収集を行う場合に用いる言語である．
2. データ制御言語は，表における行の検索や変更時に使用する命令文である．
3. データベースを管理するコンピュータシステムはDBMS（データベースマネジメントシステム）とよばれる．
4. 「SELECT * FROM A；（Aはテーブル名をさす）」というSQL文はAの表からすべてのデータを抽出する命令文である．

解　答　2
（解説）
2. データ制御言語はデータベースのセキュリティやアクセス権限を管理する命令文である．

例題 1・10　個人情報保護法に関する次の文のうち，誤っているのはどれか．二つ選べ．
1. 個人情報保護法の原則として，利用方法による制限，適正な取得，正確性の確保，安全性の確保，透明性の確保がある．
2. 生年月日は個人情報にはあたらない．
3. 調剤情報は要配慮個人情報にはあたらない．
4. 仮名加工情報は，個人情報を一定の措置を講じて加工し，他の情報と照合しない限り特定の個人を識別できないようにした情報である．
5. 院内症例検討会など，患者の治療方針や経過を検討することが目的であれば，個人情報の入手目的に教育研修での使用を明示することで，患者名を出してもよい．

解　答　2，3
（解説）
2. 生年月日は個人を識別できる情報になるので個人情報にあたる．
3. 調剤情報などの診療情報は要配慮個人情報にあたる．

例題 1・11　人を対象とする生命科学・医学系研究に関する倫理指針に関する次の文のうち，誤っているのはどれか．一つ選べ．

1. 薬剤師が臨床研究を行う場合は，本指針を遵守する必要がある．
2. 本指針には，研究計画書の記載内容に関する事項も記載されている．
3. 研究目的で行われる穿刺は侵襲にはあたらない．
4. 要配慮個人情報を取得するにあたり，個人情報保護法の義務規定の適用除外が活用される場合がある．

解答 3

(解説)
3. 本指針における侵襲とは『研究目的で行われる，穿刺，切開，薬物投与，放射線照射，心的外傷に触れる質問等によって，研究対象者の身体又は精神に傷害又は負担が生じること』をさす．

例題 1・12 次世代医療基盤法に関する次の文のうち，正しいのはどれか．二つ選べ．
1. 健康診断の結果や電子カルテなどの個人医療情報がそのまま，認定事業者にわたる．
2. 患者はオプトアウト方式により情報を提供する場合がある．
3. 認定事業者は，情報の匿名加工，保管，提供に関して高いセキュリティ基準を満たす必要がある．
4. 医療データの活用の推進の一方，患者の個人情報保護を軽視している．

解答 2, 3

(解説)
1. 本法律では，健康診断の結果や電子カルテなどの個人医療情報が，個人を特定できないように匿名加工されて，認定事業者に提供される．
4. 本法律は，医療データの活用が促進されるとともに，患者の個人情報保護という二つの目標が達成されることを目指している．

1・3 インターネット利用時のリテラシー

　インターネットは，世界中のコンピュータが接続されて形成される巨大なネットワークであり，われわれの社会はインターネットを利用した情報伝達が一般化した．しかし，無意識に利用しているインターネット技術の基礎を知らないと，いざデータを活用しようとしても，適切なネットワーク構築ができず，行き詰まってしまう可能性がある．さらに医療機関は外部とのネットワークだけでなく，院内ネットワークによる情報共有が行われている．そのため，医療機関での薬剤部門ネットワーク構築のためにも，インターネット利用時のリテラシーは必須の知識である．本稿では，インターネットの基本概念から利用時のリテラシーまで概説する．

1・3・1 インターネットの基本概念

　IP アドレスは，ネットワーク上でコンピュータや他のデバイスが識別されるためのユニークな番号である．IP アドレスは，実世界における自宅の住所のように，デジタル世界におけるデバイスの位置を指定するために用いられる．ネッ

IP アドレス Internet Protocol address

トワークに属するコンピュータは IP アドレスでお互いを識別する．IP アドレスには IPv4 と IPv6 のおもに二つのバージョンが使用されている．IPv4 は 192.168.1.1 のように表されており，四つの数字のグループで構成され，これらの数字はドットで区切られている．一方 IPv6 は，IPv4 の枯渇に対応するためにつくられた新しいバージョンである．IPv6 は，2001:0db8:85a3:0000:0000:8a2e:0370:7334 のように，八つの 16 進数のグループで構成されており，コロンで区切られている．IPv6 は大規模な IP アドレスを提供することが可能である一方，アップグレードのコストと複雑さのために IPv4 からの移行は未だ段階的に行われている．現在使用しているコンピュータの IP アドレスは，Windows ではコマンドプロンプトから ipconfig を実行し，Mac や Linux ではターミナルから ifconfig（あるいは ip a）を実行することで確認できる．

a. プライベート IP アドレスとグローバル IP アドレス　複数のコンピュータを有線または無線で接続して IP アドレスを割り振ることで，コンピュータネットワークを構築することができ，データやリソースの共有が可能になる．このようなネットワークは **LAN** またはプライベートネットワークとよばれ，限られた地理的範囲内で構築された独立したネットワークシステムのことである．LAN 内に同じ IP アドレスを有するデバイスが存在する場合 LAN は機能しないため，LAN 内のデバイスはすべて異なる IP アドレスを有することになる．このように，LAN 内で使用する IP アドレスを**プライベート IP アドレス**とよぶ．家庭やオフィスでは，ルータとよばれる機械が LAN 内のデバイスに IP アドレスを割り当てる．ルータに接続されたデバイスによって構築された LAN 内でプライベート IP アドレスを指定することで特定のデバイス間での情報共有が可能になる．

われわれがコンピュータを使う場合，LAN 以外のネットワークに繋がったコンピュータと情報通信を行う．このように，LAN とは別のネットワークを **WAN** とよび，インターネットは最大の WAN である．LAN 外のコンピュータ（WAN）にアクセスする場合，ゲートウェイを通過する．ゲートウェイデバイスは LAN 側にプライベート IP アドレスを，WAN 側には LAN 外のデバイスと通信するための IP アドレスである**グローバル IP アドレス**をもつ．グローバル IP アドレス

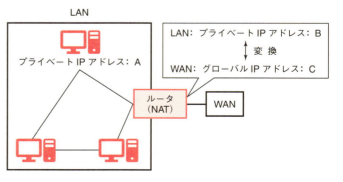

図 1・6　プライベート IP アドレスとグローバル IP アドレス

はインターネット上でユニークでなければならない．LAN 外のネットワークに接続する際，ゲートウェイは **NAT** を利用してプライベート IP アドレスをグローバル IP アドレスに変換し，情報を LAN 外部に送出する．同様に，LAN 外部からの情報はゲートウェイを通過し，NAT によりグローバル IP アドレスからプライベート IP アドレスに変換されて，最終的に手元のデバイスに届く（図 1・6）．

NAT Network Address Translation

b. IP アドレスの取得方法　　プライベート IP アドレスやグローバル IP アドレスは割り当て方法の違いにより**静的 IP アドレス**と**動的 IP アドレス**に分類される．静的 IP アドレスは，手動で設定されその値が変更されない IP アドレスであり，ネットワーク管理者が手動で各デバイスに IP アドレスを割り当てる．静的 IP アドレスは一度設定されると変更されることがないため，対象となるデバイスが一貫して同じ IP アドレスで識別されることになる．そのため，静的 IP アドレスはサーバやネットワーク機器などで使用される場合が多い．一方で動的 IP アドレスは **DHCP** を使用してデバイスが自動的に取得し割り当てられる IP アドレスである．DHCP サーバはネットワークで使用可能な IP アドレスを管理し，デバイスがネットワークに接続すると自動的に IP アドレスやネットワーク構成情報を各デバイスに割り当てる．動的 IP アドレスは一定期間のみ有効であり，その期間が終了するとデバイスは新たな IP アドレスを取得する．動的 IP アドレスは大規模なネットワークや変動の激しい環境で効果的であり，リソースの柔軟な管理とネットワークの効率を向上させる役割を果たす．

静的 IP アドレス
動的 IP アドレス

DHCP Dynamic Host Configuration Protocol

c. DNS　　インターネットを介して外部コンピュータにアクセスする際，グローバル IP アドレスを指定する必要がある．**DNS** は，グローバル IP アドレスを人間が覚えやすいドメイン名に変換する仕組みである．たとえば www.google.com というドメイン名は，実際には Google のサーバの IP アドレスに対応している．ここでよく使用される https://www.google.com という文字列では，"https" は通信プロトコルをさすスキームであり，"www" はサブドメイン，"google.com" はドメイン名である．サブドメインとドメイン名を合わせた www.google.com を **FQDN**（完全修飾ドメイン名）とよぶ．IP アドレスと FQDN とをひも付けることを名前変換といい，これを行うサーバが DNS サーバである．

DNS Domain Name System

FQDN Fully Qualified Domain Name（完全修飾ドメイン名）

1・3・2　インターネットセキュリティ技術

インターネットを通じて，さまざまなネットワークを介した情報共有が可能になった．一方で，悪意ある者による機密情報の取得やデータの改ざんなどがひき起こされるようになり，インターネットを介した情報共有におけるセキュリティの重要性が高まった．薬剤師が扱う業務機器の多くはネットワークを介して情報を共有しており，薬剤師はインターネットセキュリティ技術の基礎知識を身につける必要がある．

a. 公開鍵暗号方式　　暗号化とはデータの内容を第三者が解読できないようにする手法であり，復号とは暗号化されたデータを元のデータに復元することをさす．データの暗号化と復号には**鍵**というデジタル上の情報を用いる．**公開鍵**

公開鍵暗号方式

暗号方式はデータの暗号化と復号に使う鍵が異なり，公開鍵と秘密鍵が使用される．公開鍵は誰でもアクセスできるように公開されている一方，秘密鍵は個人が秘密に保持しており本人以外は知り得ない情報である．公開鍵で暗号化したデータは対応する秘密鍵でしか復号できないという特徴をもつ．

ハッシュ関数
ハッシュ値

b. ハッシュ値　特定の文字列から**ハッシュ**関数（任意のデータを固定長の一意な値に変換する関数）を利用して得られる文字列を**ハッシュ値**とよぶ．ハッシュ値から元の文字列を推測・復号することはできない．ハッシュ値の特徴として，文字列が同じならハッシュ値は必ず同じとなり，少しでも文字列が変更されるとハッシュ値は異なる．受信したデータのハッシュ値を送信元と比較することで，データ受信時にデータの改ざんがないかを確認することができる．

デジタル署名

c. デジタル署名　デジタル署名は公開鍵暗号方式とハッシュ値を用いることで，データの真正性と完全性を担保した情報伝達手法である．データの送信者はデータのハッシュ値を生成し，自分が有する秘密鍵を使用して暗号化する．この暗号化されたハッシュ値をデジタル署名とよぶ．データ送信者はデータとデジタル署名を受信者に送付し，受信者は送信者の公開鍵を使用してデジタル署名を復号し，ハッシュ値を取出す．その後，受信者は送付されたデータから再度ハッシュ値を作成し，デジタル署名から復号したハッシュ値と比較することで，データの改ざんがされていないことを確認する．デジタル証明書は，公開鍵とその所有者の身元情報を結びつけ，信頼できる第三者機関である認証局（CA）によって発行される．デジタル証明書を使用することで，データ受信者は正確な公開鍵を確実に取得し，通信の安全を確保することができる．

SSL/TLS Secure Sockets Layer/Transport Layer Security

HTTPS HTTP over SSL/TLS

d. HTTPS　Web サーバと Web ブラウザの間で Web 情報をやりとりするプロトコルである HTTP に **SSL/TLS** という暗号化技術を適用したプロトコルが **HTTPS** である．HTTPS を使用する場合，データを送付するサーバ管理者は事前に公開鍵を含んだサーバ証明書を申請し，承認を得る必要がある．Web サーバにはこのサーバ証明書が登録されており，データ受信者が HTTPS を使用して Web サーバにアクセスするとデータ受信者にサーバ証明書が送付される．データ受信者はサーバ証明書に含まれるデータのハッシュ値を確認することで，サーバの適切性を評価することができる．その後，データ受信者はセッション鍵を作成し，サーバの公開鍵を使って暗号化し，サーバに送付する．サーバは秘密鍵を使用して復号することで，データ受信者とデータ送信者のみが使えるインスタントなセッション鍵が確立される．その後，サーバ側がセッション鍵で暗号化したデータとデータのハッシュ値を送付する．データ受信者はセッション鍵を使用してデータを復号し，復号したデータのハッシュ値とサーバから送付されたハッシュ値を比較する．このような流れをとることで，データの機密性と安全性を担保した通信が可能になる．HTTPS は，オンラインバンキングや電子商取引の Web サイトなど高い安全性と機密性が求められる環境下においても，適切なデータ通信を可能にする．

VPN Virtual Private Network

e. VPN　**VPN** 接続は公共のインターネット回線を用いて，特定ユーザのみが利用できる仮想ネットワークを構築し，通信内容を暗号化する仕組みであ

り，近年のリモートワークの推進と共に広がりをみせている．VPN 接続にはインターネット VPN，エントリー VPN，IP-VPN，広域イーサネットなどがあり，それぞれメリットとデメリットがあるため，使用する場合は使用目的と使用環境を考慮した VPN 接続を行う必要がある．

f. 無線 LAN の暗号化技術　近年は公衆の場でのフリーで使用可能な無線 LAN アクセスポイントが提供されている．しかし，無線 LAN アクセスポイントとの通信は電波を使っているため，電波の傍受により，通信内容が漏えいする可能性がある．そのため，無線 LAN との通信は暗号化されている必要がある．現在の無線 LAN のセキュリティ規格として **WPA2** がされてきたが，さらに強固なセキュリティを提供する **WPA3** が登場している．WPA3 は，暗号強度の向上や，パスワードの総当たり攻撃への耐性など，より強化されたセキュリティ機能を備えている．今後は，セキュリティが強化された WPA3 への移行が進むと考えられる．

WPA2 Wi-Fi Protected Access 2
WPA3 Wi-Fi Protected Access 3

g. 多要素認証　多要素認証とは，知識，生体，所持など複数の認証方法を組合わせた認証方法である．知識要素としてパスワードなどユーザが知っている情報を，生体要素として指紋や顔認証などユーザの生体情報を，所持要素としてスマートフォンなどユーザが物理的に所有しているアイテムといった情報を用いる．

1・3・3　マルウェア対策

医療機関ではさまざまなネットワークデバイスが使用されているため，インターネットセキュリティ対策は必須である．医療機関のコンピュータがマルウェアに感染した場合，医療機関のネットワークが停止し，医療行為に大きな影響を与える．薬剤師は，ネットワーク上に存在するマルウェアの知識とその対策について理解する必要がある．

a. マルウェアの種類　マルウェアとは"不正かつ有害な動作を行う意図で作成された悪意のあるソフトウェアや悪質なコードの総称"である．マルウェアにはさまざまな種類が存在し，**コンピュータウイルス**はマルウェアの一つである．コンピュータウイルスは第三者のプログラムやデータベースに対して意図的に何らかの被害を及ぼすように作られたプログラムであり，自己伝染機能，潜伏

マルウェア

コンピュータウイルス

表 1・1　マルウェアの種類

種　類	概　要
コンピュータウイルス	他のプログラムに不具合をひき起こす．自己を複製し，拡散する性質がある．
ワーム	独立したファイルで他のプログラムに不具合をひき起こす．コンピュータウイルスと同様に自己複製する．
トロイの木馬	優良なプログラムを装い，悪意のある処理を行う．
スパイウェア	感染したコンピュータ内の情報を外部へ送信する．
ランサムウェア	コンピュータ内のファイルを暗号化し，ファイル復元の条件に身代金を要求する．

機能，発病機能を有しており，自然界に存在するウイルスとその機能が酷似していることから名付けられている．マルウェアにはそのほかにも多種多様なものが存在している（表1・1）．特に最近の医療機関におけるウイルス被害として，ファイルを暗号化またはロックし，解除のために身代金を要求する**ランサムウェア**被害が複数報告されている．ランサムウェアに感染した場合，患者データが使用できなくなるため医療機関のネットワークが長期間にわたり停止してしまい，医療の提供に多大な影響を及ぼす．

ランサムウェア

b. マルウェアの侵入経路と対策　マルウェアの侵入経路は多岐にわたっており，対策を行っても新たな手法を用いてネットワーク内に侵入を試みてくる．マルウェアの侵入経路はおもに，使用者によるアクションやネットワーク機器の脆弱性が原因となっている．マルウェアに感染しないためには，使用者がリスクとなる行為を把握し行動することが求められる．

1. Web サイトの閲覧による感染

　不正なプログラムコードが埋め込まれた Web サイトを閲覧することでマルウェアに感染することがある．さらに，官公庁や企業などの正規の Web サイトに全く同じように作成したフィッシングサイトも存在し，使用者が気づかぬうちに不正サイトに誘導される場合もある．そのため，インターネット上に記載されている URL をクリックする場合は，その URL を確認し，HTTPS を使用したサイト（鍵アイコンと https:// で始まるサイト）でない場合は注意する．もし，Web サイト上で知らぬ間にファイルがダウンロードされた場合は，ファイルを開かずに削除する．

2. メールの添付ファイルやリンクによる感染

　官公庁や企業を装った偽の電子メールし，不正なサイトへ誘導するメールをフィッシングメールとよぶ．フィッシングメールは"クレジットカードの支払い"など，身近な事象を用いて興味を引くように偽装している．電子メールに記載されているリンクは不用意にクリックせず，検索サイトから正規の Web サイトに直接アクセスするなどの対応をとる．さらに，メールの添付ファイルを利用してマルウェアが送付される場合もある．信用できないメールに添付されているファイルは開かないよう注意する．Office 文書や PDF ファイルには悪意のあるマクロ機能が埋め込まれている場合があるため，信頼できないファイルのマクロ機能は有効にしない．

3. ソフトウェアやアプリケーションのインストールによる感染

　無料のソフトウェアやアプリケーションの中には，マルウェアが含まれており，知らぬ間にデバイスの中に感染している場合がある．そのため，不必要なソフトウェアやアプリケーションはダウンロードしないことが大切である．もしソフトウェアやアプリケーションをダウンロードする場合は，正規のダウンロードサイトを利用し，信頼できる開発元・提供元からダウンロードする．

4. リムーバブルメディアを介した感染

　USB メモリなどの外部記録用メディアや外部ハードディスクドライブなどにマルウェアが含まれており，そのメディアを利用した際に感染することがある．USB メモリなどの外部記録用メディアは誰でも手軽に利用できるため，医療機関内のネットワークにマルウェアが侵入する経路として特に注意するべき経路である．医療機関でのマルウェア感染を防ぐために，個人で使用しているリムーバブルメディアを医療機関内のネットワークで使用しないことが重要である．もし利用する場合は，医療機関内で定められた適切な手続きをとるなど，管理されたデバイスのみを利用することが求められる．また，個人で使用するリムーバブルメディアは定期的にマルウェアに感染していないかチェックを行う．

5. ネットワークの脆弱性を突いた感染

　ネットワーク機器には，脆弱性とよばれるセキュリティ対策が不十分な点が存在する場合がある．そのため，脆弱性が発見された場合は，インターネットを介したセキュリティアップデートが実施される．セキュリティアップデートを疎かにした状態で使用をすると，その脆弱性を突いて第三者がネットワーク内に侵入することができる．ネットワークの脆弱性を解消するためにはデバイスの OS やソフトウェアのアップデートを頻回行い，常に最新のバージョンを使用することが大切である．

　このように，ネットワーク上のセキュリティを維持するためには，使用者の正しい行動が重要である．どのような方法を用いてマルウェアが侵入してくるのか，どのような手段で個人の情報を盗むのかを把握することがセキュリティ対策に繋がる．もしマルウェアに感染したことに気づいた場合は，すぐにそのデバイスをネットワークから隔離し，セキュリティ専門家の指示に従う．

1・3・4　インターネットリテラシー

　インターネットリテラシーは，インターネットを安全に，効果的に，そして批判的に利用するためのスキルや知識のことをさす．インターネットリテラシーは，個人がデジタル時代において自立し，責任感のあるデジタル市民となるための基礎となる部分である．インターネットリテラシーには，情報検索，オンラインコミュニケーション，セキュリティとプライバシーの理解，デジタルツールの使用等が含まれており，これら知識と価値観は時代に合わせて常にアップデートされている．

〔欄外〕インターネットリテラシー

　a. 個人が行うデジタルセキュリティ　　上述したマルウェア対策に加え，個人レベルでのデジタルセキュリティ対策もきわめて重要である．Web サービス利用時は，パスワードによるアクセス認証を求められることが多い．パスワードは他人に推測されにくく，かつ自分にとって記憶しやすい複雑なものを選ぶべきである．パスワードには生年月日やユーザー ID など推測しやすい情報を避け，大文字と小文字の組合わせ，数字，記号を含めた長さのあるものを設定するとよい．

　b. 著作権，肖像権，プライバシー権の侵害　　インターネット上にはさまざ

まなコンテンツがあり，これらを無断で使用する行為は著作権を侵害する恐れがある．また他人の写真をインターネット上に無断で公開することは肖像権の侵害になりうるし，他人の個人情報や私生活に関する情報を許可なく公開する行為はプライバシー権の侵害となりうる．インターネット上のコンテンツを利用する際には，これらの法的権利を尊重し，適切な倫理観をもつことが重要である．

SNS Social Networking Service

c. ソーシャルメディアの使用　近年さまざまな **SNS** が展開され，個人が自由に情報を発信できる環境が整った．しかし，SNS への投稿内容は他人が自由に閲覧できるため，SNS へ投稿する内容に問題がないか，自分自身で判断する必要がある．また，インターネット上で発信した内容や活動は，発信者の意図と異なり長時間残存する可能性がある．これは"デジタルタトゥー"とも称され，一度インターネット上に残ると消去することが難しいことからこの名前が付けられている．デジタルタトゥーは，就職活動や学校への入学申請など，個人の将来に大きな影響を与える可能性があるため，オンラインでの行動は慎重に行い，自己を守ることが求められる．

批判的思考

d. 批判的思考　インターネット上には誰でも自由に情報を発信できる一方で，その結果として誤情報やデマ（フェイクニュース）が拡散し，社会的な問題をひき起こすことがある．インターネット上に発信された情報の真偽は不明であるため，受け手には情報の妥当性を批判的に評価し，論理的かつ客観的に考える能力が求められる．この能力は，真実と偽りを見極め，偏見や誤りを見抜く（ファクトチェック）ために重要である．一つの情報源だけに依存するのではなく，他の独立した情報源と照らし合わせるなど，論理的な分析に基づいた検証が求められる．

例題 1・13　IP アドレスに関する記載のうち，誤っているのはどれか．一つ選べ．
1. IP アドレスは構築したネットワーク中で一意となる．
2. IPv4 は "192.168.1.1" のように表されており，四つの数字のグループで構成される．
3. WAN で使用される IP アドレスはプライベート IP アドレスとよばれる．
4. NAT を利用してプライベート IP アドレスをグローバル IP アドレスに変換する．

解 答　3
（解説）
3. WAN で使用される IP アドレスはグローバル IP アドレスとよばれる．

例題 1・14　DNS に関する次の文のうち，誤っているのはどれか．一つ選べ．
1. DNS は，グローバル IP アドレスを人間が覚えやすいドメイン名に変換する仕組みである．
2. サブドメインとドメイン名を合わせたものを FQDN（完全修飾ドメイン名）とよぶ．
3. IP アドレスと FQDN とをひも付けることを名前変換とよぶ．
4. 名前変換は LAN 内のルーターが行う．

解 答　4
（解説）
4. 名前変換は DNS サーバが行う．

例題 1・15　公開鍵暗号方式に関する次の文のうち，誤っているのはどれか．二つ選べ．
1. 暗号化とはデータの内容を第三者が解読できないようにする手法である．
2. 暗号化と復号に使う鍵が同じである．
3. 秘密鍵は他人に公開する場合がある．
4. 公開鍵で暗号化したデータは対応する秘密鍵でしか復号できない．

解　答　2, 3

（解説）
2. 公開鍵暗号方式はデータの暗号化と復号に使う鍵が異なる．
3. 秘密鍵は個人が秘密に保持しており本人以外は知り得ない情報である．

例題 1・16　HTTPS に関する次の文のうち，誤っているのはどれか．一つ選べ．
1. サーバ管理者は事前に公開鍵を含んだサーバ証明書を登録する必要がある．
2. データ受信者はセッション鍵を作成し，サーバの公開鍵を使って暗号化し，サーバに送付する．
3. ハッシュ値を用いた評価は行わない．
4. オンラインバンキングや電子商取引の Web サイトなど高い安全性と機密性が求められる環境下においても活用される．

解　答　3

（解説）
3. HTTPS ではデータのハッシュ値を使うことで，データの正確性を担保する．

例題 1・17　マルウェア対策に関する次の文のうち，誤っているのはどれか．一つ選べ．
1. 個人が所有するリムーバブルメディアは医療機関内のネットワークで使用してもよい．
2. 企業の Web サイトを装って ID やパスワードなどの個人情報を盗む Web サイトが存在する．
3. 信頼できないメールに添付されたファイルは開かない．
4. デバイスの OS は常に最新のバージョンを使用する．

解　答　1

（解説）
1. 個人が所有するリムーバブルメディアは医療機関内のネットワークでは原則使用できない．

例題 1・18　インターネットリテラシーに関する次の文のうち，誤っているのはどれか．一つ選べ．
1. インターネット上にはさまざまなコンテンツがあるが，これらを無断で使用するしても著作権を侵害する恐れはない．
2. フィッシングメールは正規のメールや Web サイトを装って ID，パスワード，クレジット情報を盗んで悪用する詐欺である．
3. デジタルタトゥーは一度インターネット上に残ると消去することが難しい．
4. インターネット上の情報は批判的思考に基づき評価する必要がある．

解　答　1

（解説）
1. インターネット上にはさまざまなコンテンツを無断で使用する行為は著作権を侵害する恐れがある．

第 2 章　基　礎　統　計

学生へのアドバイス　統計は，エビデンスに基づいた医療の実践に必須である．薬剤師として，統計の知識を適切に活用することは，患者の薬物療法の最適化につながる．しかし，統計は多くの人にとって複雑に感じられ，苦手意識をもつことも少なくない．本章では，統計への理解が深まるように基礎部分をサポートし，将来皆さんが統計を活用して医療の質の向上に寄与できることを目指す．

2・1　統計解析のプロセス

2・1・1　統計のプロセスの基盤: 母集団と標本

統計では，集めたデータから重要な情報を発見することを目指し，データの推測を行うプロセスを経る．このプロセスを理解する前に，**母集団**と**標本**の概念を理解することが重要である．母集団とは，研究の対象となる全体の集団をさし，標本はその母集団から**抽出**した一部を示す（図 2・1）．

統 計　statistics
母集団　population
標 本　sample
抽 出　sampling

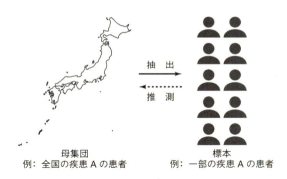

図 2・1　母集団と標本の関係性　疾患 A の患者を対象とした調査研究の場合

図 2・1 で，ある疾患 A の患者に対して新薬の効果を調査したいとき，母集団とは"全国の疾患 A の患者全員"をさす．これに対し，標本とは"一部の疾患 A の患者"である．標本で得られたデータをもとにして，母集団を対象としたときのデータを**推測**することが可能となる．

推 測　inference

一方，国勢調査のように母集団全体を対象とする調査もある．ここでは，全国民が母集団となり，標本抽出のプロセスは用いられない．これは全数調査とよばれ，母集団の全個体についてのデータが直接的に集められる．統計解析においては，全数調査のデータが最も正確な情報源となることが多い．

例）標本が対象: 全国の疾患 A の患者の内，一部の患者を抽出した調査研究など
　　母集団が対象: 国民全員が対象の国勢調査など

2・1・2 統計解析のプロセスの流れ

統計解析のプロセスとは，データを集め，そのデータから重要な情報を発見できる一連の流れをさす（図 2・2）．

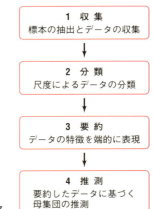

図 2・2 統計解析のプロセス

1. データの収集 統計解析を行う際の最初のステップは，研究の目的に応じたデータの収集である．このデータ収集は，一般的に母集団ではなく，標本が対象であることが多い．これは，母集団の全データを集めることは困難であり，さまざまな課題（データ収集までに大量の時間を要する，研究を行う際に多くの金額がかかるなど）に直面するためである．標本を抽出する際は，母集団の特徴を反映した標本になるように注意しなければならない．この標本に基づいたデータを集めることが，統計解析の基盤を築く．

尺度 scale

2. 収集したデータの分類 収集したデータは，**尺度**とよばれる水準に基づき，分類することが必要である．なぜならば，この分類が，この後の"要約"と"推測"の段階でデータをどのように取扱うか，その計算の手法を決定する礎となるからである．正しくデータを分類することで，解析の正確性が保証され，より信頼性の高い結果が得られる．

本節では，おもにこの"収集したデータの分類"を取扱う．

3. 分類したデータの要約 収集したデータの特徴を把握するために，データの要約を行う．このとき，図表や**要約統計量**とよばれる値を用いて，集めたデータの特徴を端的に表すことができる．この要約は，**記述統計**ともよばれている．

要約統計量 summary statistics

記述統計 descriptive statistics

- 図表（度数分布表，ヒストグラム，散布図，箱ひげ図など）
- 値（平均値などの代表値，標準偏差などの散布度など）

次節で，この分類したデータの要約を取扱う．

4. 要約したデータから母集団を推測 データの要約が終われば，その結果をもとに母集団の推測を行うことができる．これは**推測統計**とよばれ，収集したデータに基づいて母集団を推測したり，未来のデータを推測したりする．

推測統計 inferential statistics

2・1・3 データの分類の意義

データの分類をすることで，どの統計の手法を用いればよいのかが明確になり，適切に集めたデータの取扱い（要約や推測）ができるようになる．適切なデータの分類は，統計手法の選定につながり，結果の解釈にも影響を及ぼすため，重要である．データの分類する手段としては，尺度とよばれるものを用いる．以降では，この尺度に基づき，どのようにデータ分類を行うのかを取扱う．

2・1・4 量的データと質的データの分類: 計算可能なデータかを確認

尺度を用いたデータ分類では，まず計算可能か否かで，大きく2種類に分かれる（図2・3）．この2種類とは，定量的尺度に分類されるデータ（以下，量的データ）と定性的尺度に分類されるデータ（以下，質的データ）である．

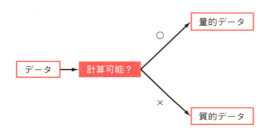

図2・3 データの分類: 量的データと質的データの分類

a. 量的データ　量的データは，計算可能なことが特徴である（表2・1，表2・2）．**量的変数**ともよばれる．変数とは，"データの値の変化のしやすさ"をさす．

このデータの形態（種類）としては，連続データと離散データの二つが含まれる．

- **連続データ**: 小数点以下の値をとれるものをさす．**連続変数**ともよばれる（表2・1）．
  例）体重，血糖値など
- **離散データ**: 整数の値をとるものをさす．**離散変数**ともよばれる（表2・2）．
  例）患者の来院数，処方された薬の錠数など

量的データ quantitative data
量的変数 quantitative variable

連続データ continuous data
連続変数 continuous variable
離散データ discrete data
離散変数 discrete variable

表2・1　計算可能な連続データ例

	体重〔kg〕
昨年	40.5
今年	45.5

45.5 − 40.5 = 5.0

表2・2　計算可能な離散データ例

	患者の来院数〔人〕
昨年	1000
今年	2000

2000 ÷ 1000 = 2

 薬学分野での活用　薬学分野の量的データは，新薬の開発，治療法の評価，薬物動態の解析など，広範な分野で基盤となる．これらのデータは，効果的かつ安全な薬物治療の実現に向け，個々の患者に最適化された薬物療法の提供に貢献する．

質的データ qualitative data

質的変数 qualitative variable

b. 質的データ　質的データは，計算可能な数値ではなく，データの属性や性質に基づいて分類されるデータをさす．**質的変数**ともよばれる．計算可能な数値ではないため，計算できないことが特徴としてあげられる．たとえば，出身地を集めたデータは質的データの例であり，"北海道＋青森県"といった計算はできない（図2・4）．

例) 出身地，性別，NYHA 分類を用いた心不全の重症度分類など

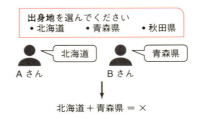

図2・4　計算できないデータ例

 薬学分野における質的データの活用は，数値化できない人間の経験や行動の理解に特に貢献する．たとえば，患者の薬物治療に対する思い，副作用に対する具体的な認識など，患者中心のケアを深めるうえで質的データは不可欠である．これにより，患者の治療の質の改善につながる洞察が得られる．

2・1・5　量的データをさらに分類: 絶対的な0点の有無を確認

量的データはさらに，比例尺度と間隔尺度のデータに分類される（図2・5）．この分類では，絶対的な0点の有無が分類の決め手となる．絶対的な0点を有するデータで，0という数値であった場合，これは何も存在しない状態を示す．また，絶対的な0点があるデータは，0から値がスタートする特徴をもつ．

例) ・絶対的な0点があるデータ: 体重

体重が0 kgの場合，何も重さが存在しない状態をさす．

・絶対的な0点がないデータ: 摂氏温度

摂氏温度（いわゆる気温）が0 ℃の場合であっても，0 ℃という温度は存在している．この0 ℃とは，温度が存在しない状態を示していないため，絶対的な0点がない．

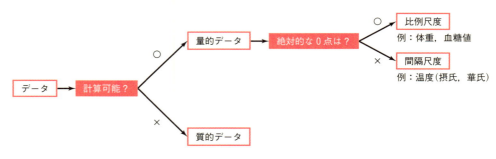

図2・5　データの分類: 比例尺度と間隔尺度の分類

a. 比例尺度　比例尺度に分類されるデータの特徴は，計算可能なデータで，絶対的な0点をもつ．そのため，加減乗除の計算がすべて可能で，0から値がスタートすることも特徴の一つである（表2·3）．比例尺度は，比尺度や比率尺度ともよばれる．

比例尺度 ratio scale

表2·3　比例尺度の例

	血糖値〔mg/dL〕
昨　年	102.0
今　年	127.5

127.5 ÷ 102.0 = 1.25

・比例尺度のデータの分布の形：正規分布型・非正規型の違い

　比例尺度に分類されるデータは，正規分布型と非正規分布型に分かれる．
① **正規分布型**：例）体重，血圧など
　正規分布型は，データが最も多く集まる中心（平均値）から左右対称に分布し，両端に向かうにつれて減少する形を描く（図2·6）．体重や血圧などは，母集団でこのパターンを示す．

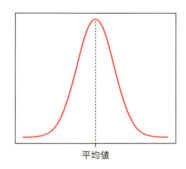

図2·6　正 規 分 布

② **非正規分布型**：例）肝機能の指標となるAST（アスパラギン酸アミノトランスフェラーゼ）・ALT（アラニンアミノトランスフェラーゼ）の検査値など
　比例尺度で測定されるデータが必ずしも正規分布するわけではない．血液の検

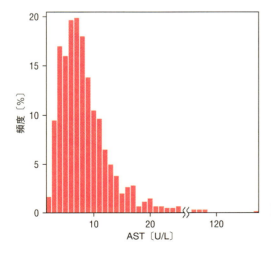

図2·7　非正規分布の一例
血液検査におけるASTの分布の一例

逸脱酵素：通常はおもに細胞内に存在するものの，何らかの理由（細胞の損傷など）で，血液中に急激に流出する酵素をさす．

査値などでは，非正規分布を示す場合がある．たとえば，**逸脱酵素**である AST・ALT などの値があげられる（図 2・7）．逸脱酵素の急激な流出は，血液中の酵素濃度の急激な上昇に直結するため，非正規分布を示す．

薬学分野での活用　薬学分野における比例尺度のデータは薬剤の効果，濃度，投与量など，正確な分析を要求される多くの領域で用いられる．比例尺度のデータは，薬剤の投与量と生理学的反応の関係を可視化する際などにも不可欠である．

間隔尺度 interval scale

b．間隔尺度　間隔尺度に分類されるデータは，絶対的な 0 点がなく，マイナスの値も含む．これにより，加減のみの計算が可能で，乗除は意味をなさないことが特徴である．

例）加減に意味はあるが，乗除はその意味をなさない．
　　去年の 1 月 1 日の最高気温が $-40\,°C$ で，今年の 1 月 1 日の最高気温が $40\,°C$ の場合，気温が -1 倍したとはいわない（表 2・4）．

表 2・4　間隔尺度の例

摂氏温度〔°C〕		
昨年	40	
今年	45	$45-40=5$

摂氏温度〔°C〕		
昨年	-40	$-40\div40=-1$
今年	40	意味をなさない

c．比例尺度と間隔尺度に共通すること：等間隔性　比例尺度と間隔尺度は等間隔性を有している（図 2・8）．つまり，どの 2 点をとってもその間隔は均一であり，計測された値間の差は一定の意味をもつ．これにより，データの差は意味をもち，統計的な加算や減算が可能になる．

- 比例尺度 ➡ 等間隔性を有し，かつ絶対的な 0 点を有する：加減＋乗除可能
- 間隔尺度 ➡ 等間隔性を有し，かつ絶対的な 0 点がない：加減のみ可能

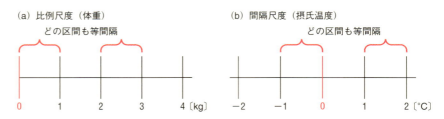

図 2・8　等間隔性　(a) 比例尺度（体重）と (b) 間隔尺度（摂氏温度）の場合

2・1・6　質的データをさらに分類：データ間の優劣を確認

順序尺度 ordinal scale
名義尺度 nominal scale

質的データは，さらに**順序尺度**と**名義尺度**のデータに分かれる（図 2・9）．この分かれる基準となるのが，データ間に優劣があるかないかという観点である．

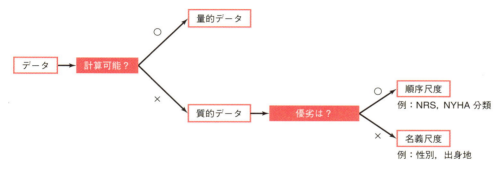

図2・9 データの分類：第2のステップ 質的データの分類の細分化．質的データは，データ間の優劣の有無で，さらに順序尺度もしくは名義尺度に分類される．

a. 順序尺度 順序尺度とは，計算できない（正確には計算が不適），データ間に優劣があることが特徴である．例としては，患者自身が痛みを評価するNRS（図2・10）や心不全の重症度を判定するNYHA分類などがあげられる．

NRS Numerical Rating Scale
NYHA分類 New York Heart Association functional classification

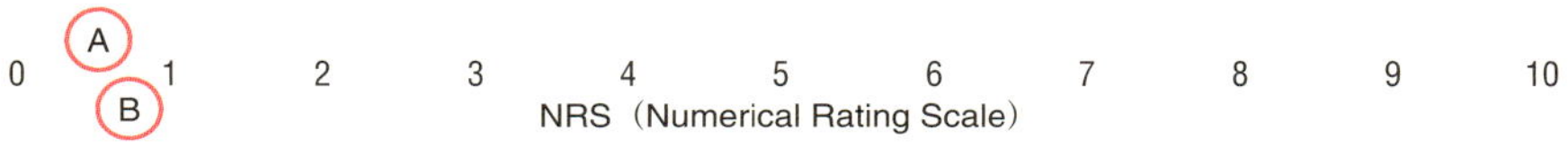

図2・10 NRSによる痛みの評価 NRSは0～10の計11段階で痛みを患者自身が評価する．10に近づくほど，痛みは強いことを示す．

図2・10ではAさんとBさんは，NRSの評価がともに1であったとする．ただし，同じ1の評価でも，厳密にはAさんとBさんで異なる可能性がある（0の方に近いAさん，1の方により近いBさん）．

計算が不適な理由 AさんとBさんが痛みの程度をNRSで"1"と評価した場合，数値上では同じレベルの痛みを経験していると解釈できる．しかし，Aさんの場合，その痛みはほとんど感じない"0"に近い微弱なものかもしれない．一方，Bさんにとっては"1"により近い，より明確な痛みの可能性がある．

NRSで同じ数値を選んだとしても，感じる痛みの質や強度は個人によって異なる．このように，0から1の間の痛みの程度の感じ方は個人によって異なり，その微細な違いは数値化できない．そのため，本来，順序尺度に分類されるNRSの値を計算することは不適である．

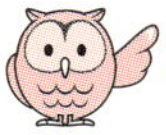

> **薬学分野での活用** 薬学分野では，患者の自己評価や専門家による評価を通じて得られる主観的な情報を扱う際に，順序尺度のデータが用いられることが多い．たとえば，症状の重症度，治療に対する満足度など，定量的な測定が困難な要因を順序尺度のデータによって評価する．これにより，治療の効果や患者の健康状態の変化を把握することが可能となる．

b. 名義尺度 名義尺度とは，計算ができず，データ間に優劣がないことが特徴である．例としては，出身地や性別などがあげられる．どの出身地や性別が"より良い"といった優劣はない．たとえば，ある調査で回答者に出身地を尋

名義尺度 nominal scale

ねる選択肢を提供したとする．選択肢が"北海道""青森県""秋田県"とある場合，これらを"青森県""秋田県""北海道"のように入れ替えても，データ収集の本質に影響はない．これは，各選択肢が単に異なるカテゴリーを示しているにすぎず，それぞれのカテゴリーに優劣がないことを意味している（図2・11）．

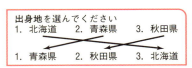

図2・11 名義尺度に分類されるデータの例
出身地を選ぶような選択肢があった場合，選択肢を入れ替えたとしても，特にデータの収集に支障はない．これは，データ間の優劣がないことを指し示す．

 薬学分野での活用　薬学分野における名義尺度のデータの活用例としては，臨床試験における患者の属性情報（たとえば，治療群とプラセボ群），副作用の種類，薬剤の分類などがあげられる．名義尺度のデータを用いて，異なるグループ間の発生率の比較や関連性の探索が行われる．この他に，患者の特徴（性別，年齢など）を把握する際や，薬剤のタイプ分類，副作用の種類を分類する際に使用される．たとえば，ある薬剤がひき起こす副作用を名義尺度で分類し，それぞれのカテゴリーに属する患者の数を数えることで，最も頻発する副作用を識別することができる．

ここまでのデータの分類を図にまとめると，図2・12のようになる．

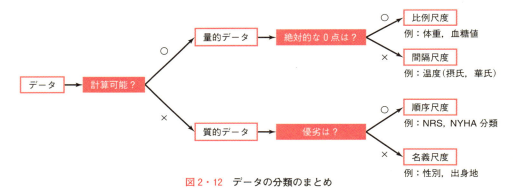

図2・12 データの分類のまとめ

> **コラム2・1**
>
> **ナイチンゲールはデータを活用し，医療に貢献していた！**
>
> 　ナイチンゲールは，看護の分野だけでなく統計の分野でも著名な人物である．彼女の功績の一つに，クリミア戦争で病院の衛生状況を改善する必要性を訴えるため，死亡者の死因のデータを分析したグラフを作成したことがあげられる．彼女が作成したグラフは，多くの死亡が感染症によるものであることを示し，これが衛生改善の施策を促した．その結果，わずか3カ月で死亡率が42％から5％まで大幅に減少する成果をもたらしている．
> 　この出来事は，統計に基づくデータ活用例の一つである．統計への理解を深め，データを活用することで，医療現場における問題解決へと繋がる実例を読者にも体感していただきたい！

例題 2・1 あなたは，研究を行う前に，データの特性について勉強をしている．下記のデータの集団は，標本もしくは母集団のどちらに当てはまるか答えよ．
　A．高血圧の新しい治療薬の効果を一部の患者に投与して，効果を検証する研究：（標本・母集団）
　B．国勢調査：（標本・母集団）
解　答　A：標本，B：母集団

例題 2・2 あなたは，血圧値に影響する要因を調べるために，アンケート調査を行うことにした．下記の質問項目のデータを分類する場合，比例尺度・間隔尺度・順序尺度・名義尺度のうち，どの尺度に分類されるかを答えよ．
　A．性別：男性・女性・その他
　B．年代：10歳代・20歳代・30歳代・40歳代・50歳代・60歳代・その他
　C．職業：医療関係・水産関係・林業関係・製造関係・その他
　D．アンケート記入日の血糖値（mg/dL）
解　答　A：名義尺度，B：順序尺度，C：名義尺度，D：比例尺度

例題 2・3 あなたは，後輩から患者自身が痛みを評価するスケールである NRS に関するデータの計算について，相談を受けた．（　）の選択肢の中で，正しいものを選べ．
　NRS は，（量的・質的）データに該当し，計算（可能・不適）なデータである．さらに NRS は，（比例尺度・間隔尺度・順序尺度・名義尺度）に分類される理由は，データ間に優劣が（ある・ない）からである．
解　答　NRS は，（質的）データに該当し，計算（不適）なデータである．さらに NRS は，（順序尺度）に分類される理由は，データ間に優劣が（ある）からである．

2・2　データのまとめかた

統計解析のプロセスの"集めたデータの要約（図 2・2 参照）"の段階に進んでいく．まず，図表や数値でデータの特徴を表す．この図表や数値を用いて，データの特徴を表現する手段を下記に示す（図 2・13）．

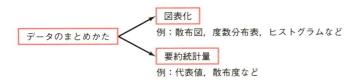

図 2・13　データのまとめかた

2・2・1　図　表　化
a．散布図　散布図は，2種類のデータ間の関係を視覚的に示すグラフである（図 2・14）．それぞれのデータの値をプロットすることで，データ間の関連性を可視化することができる．

散布図 scatter plot, scatter diagram

薬学分野においては，散布図を用いて，薬物の投与量と効果の関係や，患者の年齢と副作用の発生数など，さまざまなデータ間の関係を視覚的に分析する．この分析により，薬物治療の効果や安全性に関する洞察が得られ，よりよい臨床現場の判断に役立てることができる．

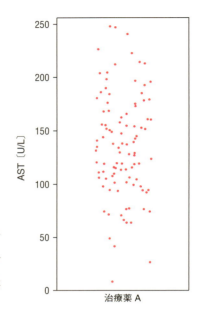

図2・14 散布図 治療薬A投与後の各患者におけるASTの分布．治療薬Aを投与すると，各患者のASTの値にばらつきがあることがわかり，投与の際に注意を要する必要性を示唆している．

度数分布表 frequency table, frequency distribution table

b. 度数分布表 度数分布表は，集めたデータの個数（度数）がどのように分布しているかを示す表である（表2・5）．この表は，データの傾向を理解するのに役立つ．たとえば，どの範囲にデータが多く集中しているのかを把握できるだけでなく，度数が低い範囲では異常な値を見つけることもできる．

度数分布表の作成方法
① データの範囲の特定：データ内の最小値と最大値を特定する．
② 範囲の分割：データの範囲を分割する．この分割した範囲を階級（ビン）という．階級の数は，データの性質に応じて決める．
③ 度数のカウント：各階級に含まれるデータの個数（度数）をカウントする．
④ 度数分布表の作成：表に階級とその階級に含まれる度数を記す．

表2・5 度数分布表 薬剤Aの血中濃度および副作用の発生数

階　級	度　数
薬剤Aの血中濃度の範囲〔mg/mL〕	副作用の発生数〔件〕
0〜9	5
10〜19	15
20〜29	30
30〜39	10
40〜49	5
計	65

表 2・5 では，血中濃度が 20〜29 mg/L の範囲で最も副作用の発生件数が多いことを表す．これは，薬剤の血中濃度が一定の範囲に達すると副作用のリスクが高まることを示唆している．濃度がさらに高くなると，副作用の件数が減少するため，患者が治療を中断したり，用量が調整されたりする可能性も表現している．このデータは薬剤の安全性を評価する際に有用であり，投与量の最適化に関する重要な情報を得ることにもつながる．

 薬学分野での活用 薬学分野では，副作用の発生頻度や，薬物治療で効果を得られた頻度などを調べる際に，度数分布表はデータの傾向を明確に示す助けとなる．これにより，薬剤の安全性や有効性への理解が深まり，効果的な薬物治療の方針決定に役立てることもできる．

c. ヒストグラム　ヒストグラムは，データの度数分布表を図として示したもので，データの分布や異常値を直感的に把握するのに役立つ（図 2・15）．　　ヒストグラム histogram

ヒストグラムの作成方法
度数分布表をもとに横軸に階級を，縦軸に度数をプロットする．この際，各階級の度数に応じた高さのバー（縦棒）を描く．バーが高いほど，その階級に多くのデータがあることを示す．

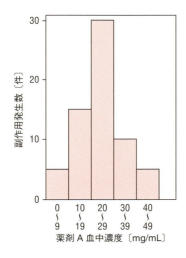

図 2・15 ヒストグラム　度数分布表（表 2・5）をもとにヒストグラムを作成．これを用いることで，データの分布を一目で把握できるため，収集したデータへの理解が早くできるといった利点がある．

 薬学分野での活用 薬学分野では，このヒストグラムを用いて，たとえば，ある疾患における患者の年齢分布や副作用発生数の分析などを行うことができる．この方法では，バー（縦棒）を用いてデータを視覚化し，集めたデータの傾向を迅速に理解できるため，臨床現場での判断を早めるのに役立つ．

2・2・2 代表値

代表値とは，集めたデータを端的に表す際に，数値を用いてデータの特徴を示す指標である．この代表値には，平均値，中央値，最頻値がある．　　代表値 representative value

代表値を使用する際には，前の項目で触れた尺度（§2・1）ごとに使い分けることが重要である．尺度に基づいた代表値の選択は，正確なデータ解析に欠かせず，これにより薬剤の効果や安全性に関して理解を深めることができる．

平均値 mean

a. 平 均 値　平均値 $\bar{X}$ は，集めたデータの分布の中心を示す代表的な指標で，データの値の合計を，そのデータの個数で割ったものである〔(2・1) 式〕．この平均値は，計算可能なデータ（量的データ：比例尺度・間隔尺度）で使用できる．

$$\bar{X} = \frac{X_1 + X_2 + \cdots + X_n}{n} \qquad (2・1)$$

平均値は，データの分布に偏りがない正規分布のデータの特徴を表す際によい指標になりうる．しかし，極端な値の影響を受けやすいため（表2・6），必要に応じて他の代表値（たとえば中央値）の使用も考慮に入れることが重要である．

表2・6　平均値　極端な値の影響を受けやすい例．この例では，治療薬 A に 170 という極端に大きい値が含まれることで，その値に影響を大きく受け，その分，平均値も上昇している．

	治療薬 A	治療薬 B
空腹時血糖値〔mg/dL〕	80, 82, 83, 85, <u>170</u>	80, 82, 83, 85, 90
平均値〔mg/dL〕	100	84

　薬学分野での活用　たとえば，患者の平均的な血圧値や，薬剤反応の平均的な効果を表す際などに使用される．集めたデータの値の範囲に応じて，他の代表値（たとえば中央値）と併用することが重要である．

中央値 median

b. 中 央 値　中央値とは，データの値を順番に並べたとき，ちょうど中央に位置する値をさす．中央値を求める際は，データを順序付ける必要がある．このため，データ間に何らかの順序関係が存在することが前提であり，名義尺度以外の尺度（順序尺度，間隔尺度，比例尺度）のデータに適用可能である．中央値は外れ値の影響を受けにくいという特性をもち，データの分布が歪んでいる場合に特に有効な代表値である．この中央値は，第二四分位数，50 パーセンタイル*，Q2（quartile 2 の略称）ともよばれる．

* パーセンタイル percentile とは，データセットを 100 等分した際に各点が占める位置を示す．例えば，50 パーセンタイルはデータセットの上位 50％（もしくは下位 50％）の値を表している．

中央値の求め方

① データの並べ替え：データセットを小さい順または大きい順に並べる．
② 中央値の特定（図2・16）：データの数が奇数の場合は，中央に位置する値が中央値となる．データの数が偶数の場合は，中央に位置する二つの値を平均したものが中央値となる．

　極端な値の影響を受けにくいため，実際の傾向をより正確に反映し，薬物治療に対する反応や副作用の頻度の評価にも役立つ．

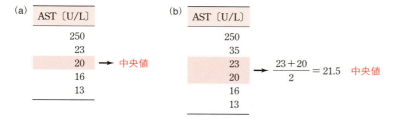

図2・16　**中央値**　(a) データが奇数個の中央値の求め方．
(b) データが偶数個の中央値の求め方．

c. 最 頻 値　最頻値は，集めたデータの中で最も出現頻度が高い値をさす（表2・7）．この頻度とは，特定の値が現れる回数のことを意味する．最頻値は，データ内の各値がどれだけ頻繁に現れるかを単純にカウントすることで求めることができるため，すべての尺度のデータで使用できる．

最頻値 mode

表2・7　**最頻値**　出身地の調査をした場合のデータ．この場合，"2. 青森県" が最頻値である．これは，集めたデータの中で最も出現回数が多い（回答人数が多い）からである．

出身地	回答人数
1. 北海道	20
2. 青森県	50
3. 秋田県	30

薬学分野での活用

薬学分野では，最頻値を利用して，特定の症状や副作用が最も頻繁に発生する薬剤を特定する分析などに使用できる．たとえば，患者が最も頻繁に報告する副作用や，最も一般的な治療反応を識別する際に，最頻値が有効なツールとなりうる．これにより，薬剤の安全性や効果の傾向の理解につながり，効果的な治療計画を立てることができるようになる．

2・2・3　散 布 度

散布度は，集めたデータの値のばらつきを示す指標であり，データの分布の状態を理解するうえで重要である．たとえば，降圧薬 A と B を投与した後の収縮期血圧値の比較（図2・17）では，両薬の平均値が同じ 100 mmHg であっても，降圧薬 A の方が広い分布であることがわかる．これは，降圧薬 A の反応性に個人差が存在し，投与後の患者状態への注意が必要な可能性を示す．

散布度 dispersion

a. 標 準 偏 差　標準偏差 σ は，集めたデータが平均値からどの程度離れて分布しているかを示し，データのばらつきの程度を把握するために用いられる．この指標はデータの分布を理解するうえで重要な役割を果たす．標準偏差が大き

標準偏差 standard deviation, 略称 **SD**

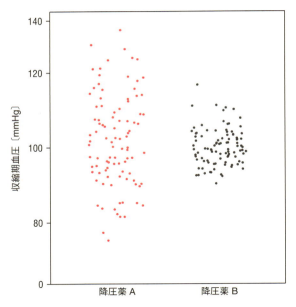

図 2・17　散布度　平均値は同じでもデータの分布が異なるケース．

い場合，データのばらつきが大きいことを示している．論文などでは，SD として記載されることがある．

標準偏差の求め方

① 平均値を求める〔(2・1) 式〕．

$$\bar{X} = \frac{X_1 + X_2 + \cdots + X_n}{n} \tag{2・1}$$

② 各データの値と，平均値との差を求める．

③ この各データとの差を二乗する．

④ 二乗した各データとの差の合計を求め，（データの総数 −1）で割る．これを**分散**という〔(2・2) 式〕．

分　散　variance

$$V = \frac{\sum_{i=1}^{n}(X_i - \bar{X})^2}{n-1} \tag{2・2}$$

⑤ 分散の平方根をとる〔(2・3) 式〕．

$$\sigma = \sqrt{V} = \sqrt{\frac{\sum_{i=1}^{n}(X_i - \bar{X})^2}{n-1}} \tag{2・3}$$

薬学分野での活用　薬学分野では，標準偏差を用いることで，平均値で求めた薬剤の効果や副作用などに関するデータのばらつきを把握できるため，薬剤の有効性や安全性をより詳細に理解し，より効果的な薬物治療計画を立てることができる（図 2・18）．これにより，患者に最適な治療法を提案する際に役立つ．

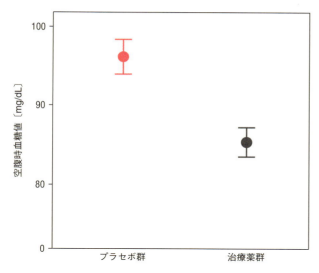

図 2・18 平均値と標準偏差の視覚化：プラセボ群および治療群のデータ
●は平均値を示し，バーは標準偏差を表す．今回のデータにおいて，プラセボ群の空腹時血糖値が高いことが示されている．また，標準偏差の長さが同程度であるため，両群の空腹時血糖値のばらつきは同程度であるとわかる．

b. 四分位範囲　**四分位範囲**とは，データを四等分する四分位数とよばれる値をもとに計算する範囲をさし，データの分布の中央付近の広がりを示す．具体的には，第一四分位数（Q1, 25 パーセンタイル）と第三四分位数（Q3, 75 パーセンタイル）の差であり，データ分布の中央付近（50％分のデータ）がどのように散らばっているかを表す．論文などでは，IQR と表現される場合もある．

四分位範囲 interquartile range, 略称 **IQR**

四分位範囲の求め方
① データを数値の高い順（もしくは低い順）に並べる．
② 第一四分位数（Q1, 25 パーセンタイル）を求める．
③ 第三四分位数（Q3, 75 パーセンタイル）を求める．
④ 四分位範囲は，下記の式で算出できる．

$$四分位範囲（IQR）= 第三四分位数（Q3）- 第一四分位数（Q1）$$

 薬学分野での活用　薬学分野で四分位範囲や四分位偏差が特に有用な場面としては，薬剤の効果や副作用などの分析で，極端な値があるときや，データの分布が左右対称でないときなどがあげられる．

c. 四分位偏差　**四分位偏差**は，四分位範囲の半分の値であり，集めたデータの中央値からどの程度データがばらついているかを示す．これは，特に四分位範囲と比較してデータの中央値により近い範囲のばらつきを理解するのに役立つ．

四分位偏差 quartile deviation

四分位偏差の求め方
下記の式で算出可能である．

$$四分位偏差 = \frac{四分位範囲}{2}$$

箱ひげ図 box-and-whisker plot

使い分けのポイント：四分位範囲および四分位偏差　四分位範囲は，より詳細にデータの中央値付近の広がりを捉え，データのばらつきを視覚化（後述の箱ひげ図）する際にも使用されることが多い．一方，四分位偏差はデータの中央値により近い範囲のばらつきにフォーカスをあてており，より簡潔にデータのばらつきを表す．両者を適切に使い分けることで，薬剤の効果や安全性に関するより深い洞察が得られることにつながっていく．

d. 箱ひげ図：代表値と散布度の視覚化の例　箱ひげ図は，データの分布を視覚的に表現するための図である．データの中央値，四分位範囲，外れ値を示し，データの分布やばらつきの形状を一目で把握できる．

箱ひげ図の構成要素（図2・19）

① 箱：箱の下限は第一四分位数（Q1），上限は第三四分位数（Q3）を表し，箱の長さは四分位範囲（IQR＝Q3－Q1）を示す．
② 中線：箱の中を横切る線で，中央値（Q2）を表す．
③ ひげ：箱の外に伸びる線で，最小値と最大値（または外れ値を除く最も近い値）を示す．ひげが伸ばせる範囲は，最長で四分位範囲×1.5*までである．
④ 外れ値：ひげの外にプロットされ，集めたデータの中で極端に大きい値もしくは極端に小さい値を表す．

* 箱ひげ図におけるひげの長さの基準．1.5×IQR の基準は，統計的には「中央値±1.5×IQR」の範囲内にデータの約99.3％が含まれるという経験則に基づいている．このため，この範囲外に存在するデータ点は，偶発的ではない特異な特性をもつと考えられる．

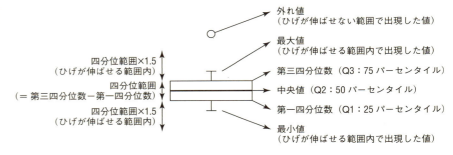

図2・19　箱ひげ図の見方

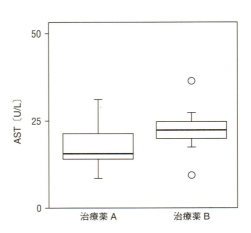

図2・20　箱ひげ図の解釈の仕方

図2・20では治療薬Aでは，"箱の中の線（中央値）"が箱の下の底辺近くに引かれている．これは，中央値が第一四分位数に近い値ということを表し，これはデータの分布が偏っていることを表している．

一方，治療薬Bの"箱の中の線（中央値）"は，箱の縦の長さの半分付近に引かれているため，中央値は第一四分位数と第三四分位数のちょうど真ん中あたりの値ということを示す．

> **薬学分野での活用** 箱ひげ図を使用して，薬剤の効果や副作用のデータ分布を直感的に把握できる．特に，箱ひげ図はデータのばらつきや外れ値の存在を迅速に把握するのに非常に有効である．たとえば，異なる患者の群に対して，薬剤の効果を比較する際に，箱ひげ図を使うことで，データの分布を直感的に理解し，適切な治療戦略を立てるための洞察を得ることが可能となる．

例題2・4 あなたは薬剤師として働いており，医師から薬の処方に関して相談を受けた．処方する薬として，薬剤Aと薬剤Bのどちらを提案するかを考えるにあたり，Q1〜3の（ ）の選択肢の中から，一つずつ選べ．なお，薬剤Aと薬剤Bはそれぞれ30名の患者に投与され，両薬の投与後の時間経過による平均値の血漿中濃度は同じとする．

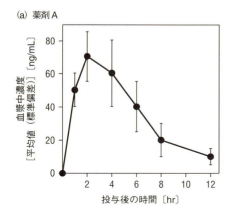
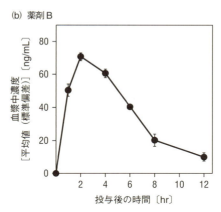

Q1. 薬Bの方は，データのばらつきが薬Aよりも（大きい・小さい）
Q2. なぜQ1の判断をしたのかは，薬Bの方は標準偏差が（大きい・小さい）ため
Q3. したがって，処方提案するなら，（薬A・薬B）の方を提案する

解 答 Q1. 小さい，Q2. 小さい，Q3. 薬B

この問題では，薬剤Aと薬剤B両方の平均値の血漿中濃度が同じでも，標準偏差の大小が異なることを示し，投与後の患者間の効果のばらつきの程度を表している．標準偏差が小さい薬Bは，効果の一貫性が高く，患者間での効果の差が小さいことを示す．これにより，薬Bはより均一な効果が期待でき，処方提案に適していると判断できる．

例題2・5 あなたは薬剤師で，ある薬剤の投与について医師から相談を受けた．そ

の薬剤には，下記の資料（箱ひげ図）が公開されていた．この箱ひげ図は，異なる腎機能の患者群における薬剤投与後のASTの値を示す．この図に基づき，次の問いに答えよ．

Q1. 箱ひげ図で用いられる値は，下記の内どれか．一つ選べ．
　　A．平均値　　B．中央値　　C．最頻値

Q2. 箱ひげ図において，箱の縦の長さは何のデータの範囲を示すか．一つ選べ．
　　A．最大値から最小値までの範囲
　　B．四分位範囲（第三四分位数から第一四分位数までの範囲）
　　C．平均値に関わるデータのばらつき

Q3. 箱の中の線は，何を表すか．一つ選べ．
　　A．四分位範囲　　B．四分位偏差　　C．標準偏差
　　D．データを値の大きさ順に並べたとき，上位（もしくは下位）50％に位置する値

Q4. 外れ値（図中：○で図示）があると影響を受けやすい値はどれか．一つ選べ．
　　A．平均値　　B．中央値　　C．最頻値

Q5. どの腎機能のカテゴリーが最もASTの値のばらつきが大きいか．一つ選べ．
　　A．正常　　B．軽度低下　　C．中等度低下　　D．重度低下

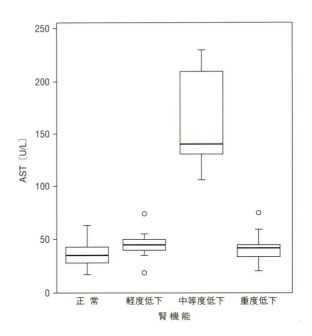

解 答 Q1：B．中央値
Q2：B．四分位範囲（第三四分位数から第一四分位数までの範囲）
Q3：D．データを値の大きさ順に並べたとき，上位（もしくは下位）50％に位置する値
Q4：A．平均値
Q5：C．中等度低下

　この問題では，腎機能が正常，軽度低下，中等度低下，または重度低下している患者に同じ薬を投与した場合，肝機能の指標であるASTの値が異なることを示している．今回，特に，腎機能が中等度低下している患者では，ASTの値の変動が最も大きく（四分位範囲およびヒゲの長さが最も長い），薬の投与後の注意が特に必要となる．

2・3 確率変数と区間推定

この節は，統計的仮説検定を行う準備段階である．次節の統計的仮説検定と，本節を往復しながら，理解してほしい．

2・3・1 離散型の確率変数（期待値，分散，確率質量関数）

6面からなるサイコロを1回投げたとき，出る目は1〜6の**実現値**で，それぞれの目が出る**確率**は1/6である．サイコロのように，各実現値に確率が与えられているとき，それら実現値を**確率変数**という．これを数式で表現すると，確率変数 X が実現値 x_i になる確率 p_i は，

実現値 realization
確 率 probability
確率変数 random variable

$$P(X=x_i) = p_i \quad (i=1,2,\cdots,n)$$

となる．また，確率変数 X の平均を**期待値**といい，実現値 x_i と確率 p_i から，

期待値 expectation, expected value

$$E[X] = \sum_{i=1}^{n} x_i p_i$$

で確率変数 X の期待値が定義されている．

例題2・6 サイコロの例を用いて，確率変数 X の期待値 $E[X]$ を求めよ．
解 答

$$\begin{aligned} E[X] &= \left(1 \times \frac{1}{6}\right) + \left(2 \times \frac{1}{6}\right) + \left(3 \times \frac{1}{6}\right) + \left(4 \times \frac{1}{6}\right) + \left(5 \times \frac{1}{6}\right) + \left(6 \times \frac{1}{6}\right) \\ &= \frac{21}{6} = 3.5 \end{aligned}$$

確率変数の期待値と定数の関係性をまとめる．確率変数 X に対して，定数 a を用いて四則計算をしたとき，各期待値は次式になる．

$$E[X+a] = E[X]+a$$

$$E[X-a] = E[X]-a$$

$$E[aX] = aE[X]$$

$$E\left[\frac{X}{a}\right] = \frac{1}{a}E[X]$$

また，別のサイコロを投げたときの確率変数を Y とする．確率変数 X に対して，確率変数 Y を用いて四則計算したとき，各期待値は次式になる．

$$E[X+Y] = E[X]+E[Y]$$

$$E[X-Y] = E[X]-E[Y]$$

ここで，確率変数 X と確率変数 Y が，独立ならば，次式が成り立つ．

$$E[XY] = E[X]E[Y]$$

$$E\left[\frac{X}{Y}\right] = E[X]E\left[\frac{1}{Y}\right]$$

記述統計における分散は，平均値や中央値からのばらつきの度合いを示したものである．一方，確率変数 X の期待値が μ のとき（$E[X] = \mu$），確率変数 X の分散 $V[X]$ は，次式で定義される．

$$\begin{aligned}V[X] &= E[(X-E[X])^2] = E[(X-\mu)^2] \\ &= E[X^2] - 2\mu E[X] + \mu^2 = E[X^2] - \mu^2 = E[X^2] - (E[X])^2\end{aligned}$$

確率変数 X に対して，定数 a を用いて四則計算をしたとき，各分散は次式になる．

$$V[X+a] = V[X]$$
$$V[X-a] = V[X]$$
$$V[aX] = a^2 V[X]$$
$$V\left[\frac{X}{a}\right] = \frac{1}{a^2} V[X]$$

確率変数 Y を用いて，X と Y の共分散を $\mathrm{Cov}(X, Y)$ としたとき，$E[X] = \mu_X$，$E[Y] = \mu_Y$ とすると，

$$\mathrm{Cov}(X, Y) = E[(X-\mu_X)(Y-\mu_Y)] = E[XY] - E[X]E[Y]$$

となる．また，確率変数 X に対して，Y を用いて四則計算をしたとき，各分散は次式になる．

$$V[X+Y] = V[X] + V[Y] + 2\mathrm{Cov}(X, Y)$$
$$V[X-Y] = V[X] + V[Y] - 2\mathrm{Cov}(X, Y)$$

例題 2・7 サイコロの例から，$(E[X])^2$，$E[X^2]$，$V[X]$ を求めよ．

解答

$$(E[X])^2 = 3.5^2 = 12.25$$

$$E[X^2] = \left(1^2 \times \frac{1}{6}\right) + \left(2^2 \times \frac{1}{6}\right) + \left(3^2 \times \frac{1}{6}\right) + \left(4^2 \times \frac{1}{6}\right) + \left(5^2 \times \frac{1}{6}\right) + \left(6^2 \times \frac{1}{6}\right)$$

$$= \frac{91}{6} = 15.167$$

$$V[X] = E[X^2] - (E[X])^2$$

$$= \frac{91}{6} - 12.25 = 2.917$$

確率変数において，とりうる値とその確率の対応を**確率分布**という．とりうる値が離散値の場合の確率分布の一例を図 2・21 に示した（x 軸：確率変数 X のとりうる値，y 軸：$X = x_i$ の確率）．また，確率分布の関係性は，関数 $f(x_i)$ を用いて，次式で表せられる．

$$f(x_i) = P(X = x_i) = p_i$$

確率分布 probability distribution

$f(x_i)$ は確率変数 X の関数で，**確率質量関数**という．サイコロの例では，確率変数の値に関係なく，$p_1 = \cdots = p_6 = 1/6$ なので，右式が定数だが，一般的には，すべての確率の値が一定となるとは限らない．

確率質量関数 probability mass function

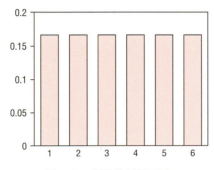

図 2・21　離散値の確率分布

ある確率変数の領域に着目して，$X \leq x_k$ となる確率をすべて足し合わせると，

$$F(x_k) = P(X \leq x_k) = \sum_{i=1}^{k} f(x_k)$$

となる．このとき，$F(x_k)$ を**分布関数**もしくは**累積分布関数**という．サイコロの例では，$k = 2$ のとき $1/6 + 1/6 = 1/3$ となり，$k = 6$ のとき $1/6 + 1/6 + 1/6 + 1/6 + 1/6 + 1/6 = 1$ となるように，分布関数は k の増加に伴い，単調に増加する．また，サイコロでは $k = 6$ である全事象においては，確率変数を足し合わせると，1 になる．

分布関数 distribution function

累積分布関数 cumulative distribution function

2・3・2　連続型の確率変数（期待値，分散，確率密度関数）

身長などの量的変数では，170.1 と 170.2 は異なる値であり，170.1 と 170.2 の間は，170.1，170.11，170.111，170.1111，…，170.2 となり，無数の数字が与えられる．このように，確率変数がある範囲の実数全体をとるとき，**連続型**という．身長に対する確率変数を考えたとき，170.00 cm の学生に確率を与えようとしても，その確率はほとんどの場合 0 となる．そのため，連続型の確率変数では，一つの実現値に対応する確率は，$P(X = k) = 0$ となる．一方，160〜170 cm の学生がいる確率を，$P(160 \leq X \leq 170)$ と表記する．これは，160〜170 の範囲に含まれる学生を考えればよいので，その範囲に関して，確率を対応させることができる．

連続型 continuous

そこで，連続型の確率変数では，ある区間 $[a, b]$ の確率を，実数上に定義された積分可能な関数 $f(x)$ を用いて，次のように考える．

$$\int_a^b f(x)\,\mathrm{d}x = P(a \leq X \leq b)$$

確率密度関数 probability density function

確率密度 probability density

$f(x)$ を**確率密度関数**といい，確率はこの関数の曲線下面積となる（図2・22）．また，確率を区間の幅 $(b-a)$ で割ると，次式になり，これを**確率密度**という．

$$\frac{P(a \leq X \leq b)}{b-a}$$

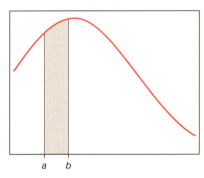

図2・22　連続型の確率分布

連続型の確率変数は，離散型の確率変数と同じく，全事象の確率変数の合計は1になるので，次式が成り立つ．

$$\int_{-\infty}^{\infty} f(x)\,\mathrm{d}x = 1$$

この式より，$X \leq x_k$ の確率を求める分布関数 $F(x_k)$ は，次式になる．

$$F(x_k) = \int_{-\infty}^{x_k} f(x)\,\mathrm{d}x$$

連続型の確率変数における期待値 $E[X]$ と分散 $V[X]$ は，次式で定義する．

$$E[X] = \int_{-\infty}^{\infty} x f(x)\,\mathrm{d}x$$
$$V[X] = E[(X-\mu)^2] = E[X^2] - (E[X])^2$$

連続型の確率変数 X に対して，定数 a および確率変数 Y を使った四則計算は，離散型の確率変数と同一になるので，省略する．

例題 2・8　確率密度関数 $f(x)$ が次のように定義されていたとする．このとき，定数 a の値を求めよ．

$$f(x) = \begin{cases} 2ax & (1 \leq x < 3) \\ 0 & (x < 1,\ 3 \leq x) \end{cases}$$

解　答

$$\int_{-\infty}^{\infty} f(x)\,\mathrm{d}x = 1$$

x の範囲をもとに，確率密度関数 $f(x)$ を三つに分割する．

$$\int_{-\infty}^{1} f(x)\,\mathrm{d}x + \int_{1}^{3} f(x)\,\mathrm{d}x + \int_{3}^{\infty} f(x)\,\mathrm{d}x = 1$$

$$0 + 2a\int_1^3 x\,\mathrm{d}x + 0 = 1$$

$$\frac{2a}{2}(3^2 - 1^2) = 1$$

$$a = \frac{1}{8}$$

2・3・3 正 規 分 布

連続型の確率変数で，確率密度関数 $f(x)$ が次式で与えられる確率分布を**正規分布**という．

正規分布 normal distribution

$$f(x) = \frac{1}{\sqrt{2\pi\sigma^2}}\,\mathrm{e}^{-\frac{(x-\mu)^2}{2\sigma^2}} = \frac{1}{\sqrt{2\pi\sigma^2}}\exp\left\{-\frac{(x-\mu)^2}{2\sigma^2}\right\}$$

π は円周率，$\exp\{\ \}$ は e のべき乗を見やすくしている．

上式の正規分布に従う確率変数の期待値は $E[X] = \mu$，分散 $V[X] = \sigma^2$ となる．これを記号で示すと，正規分布は $N(\mu, \sigma^2)$ と表記される．図 2・23 は正規分布の曲線を示しており，先述したように，x 軸と曲線で囲まれた部分の面積（曲線下面積）は全事象の確率であり，1 となる．

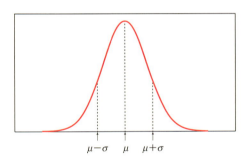

図 2・23　正 規 分 布

ここで，確率変数 X の平均（期待値）と分散を用いた確率変数 Z を，確率変数 X の**標準化**といい，次式で表現される．

$$Z = \frac{X - E[X]}{\sqrt{V[X]}} = \frac{X - \mu}{\sqrt{\sigma^2}}$$

確率変数 Z の平均は 0，分散は 1 となる．また，Z も正規分布に従っている．確率変数 Z のように，$N(0, 1)$ に従う正規分布を**標準正規分布**といい，推定で汎用される．

標準正規分布 standard normal distribution

例題 2・9 確率変数 Z が標準正規分布に従うとき，$P(Z \leq z) = 0.9871$ だった．このとき，正規分布表から，z の値を求めよ．
解　答 正規分布表から，2.2 の行，0.03 の列が，0.9871 であるので，$z = 2.23$ である．

例題2・10 確率変数 X が正規分布 $N(14, 6^2)$ に従うとき，$X \leq 22$ になる確率を求めよ．また，$16 \leq X \leq 22$ になる確率と，$10 \leq X \leq 22$ になる確率も求めよ．

解答

1) $Z = (X-\mu)/\sqrt{\sigma^2} = (X-14)/\sqrt{6^2}$ を用いて，

$$P(X \leq 22) = P(Z \leq (22-14)/\sqrt{6^2}) = P(Z \leq 1.33)$$

となる．

分布関数の正規分布表より，0.9082

2) $Z = (X-14)/\sqrt{6^2}$ より，$P(16 \leq X \leq 22) = P(0.33 \leq Z \leq 1.33)$ となる．

正規分布表は，ある値から左側の曲線下面積を確率として示している．そのため，$P(0.33 \leq Z \leq 1.33)$ を求めるには，$P(Z \leq 1.33) - P(Z \leq 0.33)$ を行えばよい．

$$P(16 \leq X \leq 22) = P(0.33 \leq Z \leq 1.33) = P(Z \leq 1.33) - P(Z \leq 0.33)$$

分布関数の正規分布表より，$0.9082 - 0.6293 = 0.2789$

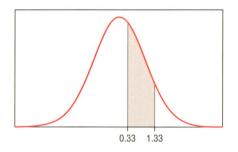

3) $Z = (X-14)/\sqrt{6^2}$ より，$P(10 \leq X \leq 22) = P(-0.66 \leq Z \leq 1.33)$ となる．

$P(Z \leq -0.66)$ を求めたいが，正規分布表では負の値に関して，記載されていない．ここで，正規分布が左右対称であり，曲線下面積の合計が1であることを利用すると次式が求められる．

$$P(Z \leq -0.66) = 1 - P(Z \leq 0.66)$$

この式と，分布関数の正規分布表より，

$$\begin{aligned}P(-0.66 \leq Z \leq 1.33) &= P(Z \leq 1.33) - P(Z \leq -0.66) \\ &= P(Z \leq 1.33) - (1 - P(Z \leq 0.66)) \\ &= 0.9082 - (1 - 0.7454) = 0.6536\end{aligned}$$

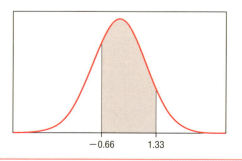

2・3・4 母集団と標本

統計的仮説検定を行う前に，データに対する考え方を学習する．たとえば，ある疾患の特徴の把握を目的に，1000人の患者を調査したとする．この調査では，1000人について知りたいのではなく，疾患の特徴をつかむために，調査研究を行っている．このように，多くの研究では，ある集団から一部の人を対象に，調査や研究を行い，その集団の特徴をつかもうとしている．この集団を**母集団**といい，その母集団から抽出した一部を**標本**という．統計的仮説検定では，標本の特徴から，母集団の平均（**母平均**）や分散（**母分散**）などの母数を推測していくことが出発点となる．

母集団 population
標本 sample
母平均 population mean
母分散 population variance

母集団の特徴を推測するときによく用いられるのが，正規分布である．正規分布は，左右対称の確率分布で，多くの統計理論は正規分布を仮定している．正規分布に従うと仮定された母集団〔正規母集団 $N(\mu, \sigma^2)$〕から，サンプルサイズ（標本サイズ）n の標本を抽出したとき，一つの平均値を計算できる．標本抽出を繰返せば，その度に標本の平均値が計算できる．**標本平均**は，標本に応じて変化するため，定数ではなく，確率変数と考える．

標本平均 sample mean

サンプルサイズ n の標本は，ある母集団から n 個のデータを抽出したものである．各データは母集団の一つの実現値であり，それに対応した確率変数でもある．したがって，標本平均は，$X_1, \cdots, X_n$ の n 個の確率変数の関数として，以下のように定義できる．

$$\bar{X} = \frac{1}{n}\{X_1 + \cdots + X_n\}$$

ただし，X_i はすべて同一の母集団の確率変数である．このように，同一の確率分布に従う n 個の確率変数 $X_1, \cdots, X_n$ からなる確率変数を**統計量**とよぶ．

統計量 statistic

正規母集団 $N(\mu, \sigma^2)$ から無作為抽出されたサンプルサイズ n の標本の標本平均は，正規分布 $N(\mu, \sigma^2/n)$ に従うことがわかっている．

母集団が従う確率分布が未知であったとしても，標本のサンプルサイズ n を大きくすると，標本平均は近似的に正規分布 $N(\mu, \sigma^2/n)$ に従う．これを**中心極限定理**という．

中心極限定理 central limit theorem

標本平均が正規分布に従うことのメリットは，標本平均 $\bar{X}$ を標準化した Z 値が標準正規分布 $N(0,1)$ に従うことである．確率分布が標準正規分布に従うと，Z 値の存在する区間が推測できるとともに，標本の母平均 μ の存在区間も推測できる．これは，次の項で説明する．

$$Z = \frac{\bar{X} - E[X]}{\sqrt{V[X]}} = \frac{\bar{X} - \mu}{\sqrt{\sigma^2/n}}$$

2・3・5 母数の推定（点推定と区間推定）

推定には二つの考え方があり，統計的仮説検定では，どちらも利用する．
1. **点推定**：母平均や母分散など，一つの値を推定すること
2. **区間推定**：母平均や母分散などが，存在する区間を推定すること

点推定 point estimation
区間推定 interval estimation

a. 点推定（母平均，母分散）　母平均 μ を推定するときには，標本平均 $\bar{X}$ を利用する．先述したように，正規母集団 $N(\mu, \sigma^2)$ に従う標本平均は，正規分布 $N(\mu, \sigma^2/n)$ に従う．

$$E[\bar{X}] = \mu \qquad V[\bar{X}] = \sigma^2/n$$

推定量 estimator

不偏推定量 unbiased estimator

不偏分散 unbiased variance

$E[\bar{X}]$ や $V[\bar{X}]$ のように，母数を推定しているものを**推定量**という．また，$E[\bar{X}]$ が，母数に一致する場合の推定量のことを**不偏推定量**という．そのため，母平均 μ の点推定には，標本平均 $\bar{X}$ を統計量として用いる．一方で，母分散 σ^2 の推定では，**不偏分散** U^2 を利用する．

$$U^2 = \frac{1}{n-1} \sum_{i=1}^{n} (X_i - \bar{X})^2 \qquad E[U^2] = \sigma^2$$

$\bar{X}$ や U^2 は，測定値 $(x_1, x_2, \cdots, x_n)$ から求められるので，母平均や母分散が点推定できる．

信頼度 confidence level

信頼区間 confidence interval

95%信頼区間 95% confidence interval

b. 母平均の区間推定　区間推定では，母数が推定される範囲を**信頼度**として推定していく．推定された区間を**信頼区間**といい，信頼度95%の信頼区間のことを**95%信頼区間**と表現する．

母平均の区間推定では，三つの場合に分けられる

1. 母集団が正規分布に従い，母平均 μ は未知だが，母分散 σ^2 は既知
2. サンプルサイズ n が大きく，母集団が正規分布に従うか不明の場合（中心極限定理）
3. 母集団が正規分布に従い，母平均 μ，母分散 σ^2 が未知

1. のとき，標本平均 $\bar{X}$ を標準化すると，$Z = (\bar{X} - \mu)/\sqrt{\sigma^2/n}$ となり，標準正規分布 $N(0,1)$ に従う．これを利用し，Z が標準正規分布の95%にある確率を求める．図2・23より，正規分布は左右対称の確率分布であるので，曲線下面積全体（100%）のうち，95%の範囲を求めるので，両端の2.5%を除くことを考えていく．

正規分布表では，ある基準より値が小さい部分の面積（確率）が示してある．右端2.5%は，1から0.025を除いた0.975であり，表から1.96である．これを**上側2.5%点**という．また，正規分布は左右対称の確率分布なので，左端の0.25%は -1.96 となり，これを**下側2.5%点**という．以上より，$N(0,1)$ に従う Z の95%信頼区間は，$-1.96 \leq Z \leq 1.96$ となる．これを母平均 μ について，整理すると，下記になる．

上側2.5%点 upper 2.5% level

下側2.5%点 lower 2.5% level

$$-1.96 \leq \frac{\bar{X} - \mu}{\sqrt{\sigma^2/n}} \leq 1.96$$

$$\bar{X} - 1.96\sqrt{\sigma^2/n} \leq \mu \leq \bar{X} + 1.96\sqrt{\sigma^2/n}$$

σ^2 は既知，$\bar{X}$ や n は測定値から求められるので，母平均 μ の95%信頼区間が推定できる．

2. は，サンプルサイズ n が大きいので，標本平均は正規分布に近似する．1. と

同様に，標本平均 $\bar{X}$ を標準化した Z を統計量とし，母平均 μ の区間推定を行う．ここで，母分散が未知ならば，不偏分散 U^2 を利用して，母平均 μ の区間推定を行う．

$$\bar{X} - 1.960\sqrt{U^2/n} \leq \mu \leq \bar{X} + 1.96\sqrt{U^2/n}$$

3. のとき，母分散を推定する不偏分散 U^2 を使い，標本平均を標準化すると，次式になる．

$$T = (\bar{X} - \mu)/\sqrt{U^2/n}$$

確率変数 T は自由度 $n-1$ の **t 分布**に従うことが知られている．t 分布は自由度により，上側 5%点，上側 2.5%点などが変化するので，自由度は明示する（図 2・24）．また，t 分布は正規分布と同様に，左右対称であり，t 分布表も上側パーセント点のみ示される．そのため，95%信頼区間を求めるときには，次式のように計算し，上側 2.5%点を考える．なお，次式の α は 0〜1 の範囲をとる値で，$1-\alpha$ は信頼度や信頼係数といい，信頼区間の基準となっている．

t 分布 *t*-distribution

$$\alpha = 1 - 0.95 = 0.05 \quad \alpha/2 = 0.025$$

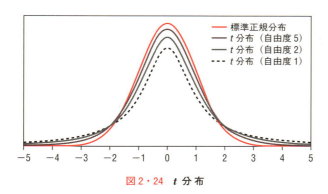

図 2・24　**t 分布**

T が t 分布の 95%にある確率は，$P(-t_{n-1}(0.025) \leq T \leq t_{n-1}(0.025))$ になる．これを μ について整理すると次式になる．

$$\bar{X} - t_{n-1}(0.025)\sqrt{U^2/n} \leq \mu \leq \bar{X} + t_{n-1}(0.025)\sqrt{U^2/n}$$

サンプルサイズ n から自由度が決まり，$t_{n-1}(0.025)$ の値も決まるので，母平均 μ の信頼区間が決定する．99%信頼区間を求める際には，上側 0.5%点の $t_{n-1}(0.005)$ を考えていく．

c. 母分散の区間推定　正規母集団 $N(\mu, \sigma^2)$ から抽出した標本で，母分散の区間推定をする．区間推定の統計量は，

$$X^2 = \frac{1}{\sigma^2}\sum_{i=1}^{n}(X_i - \bar{X})^2 = \frac{n-1}{\sigma^2} \times \frac{1}{n-1}\sum_{i=1}^{n}(X_i - \bar{X})^2$$

$$X^2 = \frac{n-1}{\sigma^2}U^2$$

χ^2 分布 chi-square distribution

で，X^2 は自由度 $n-1$ からなる **χ^2 分布** という確率分布に従う．χ^2 分布は自由度により，上側5%点が変化するので，自由度を明示する（図2・25）．また，左右非対称の分布になっており，95%信頼区間を求めるときは，

$$\alpha = 1 - 0.95 = 0.05$$
$$\alpha/2 = 0.025 \quad 1 - \alpha/2 = 0.975$$

と計算し，下側と上側2.5%点を求める．χ^2 分布表は，ある値から右側の曲線下面積を確率として示しているので，X^2 が χ^2 分布の95%にある確率は，$P(\chi^2_{n-1}(0.975) \leq X^2 \leq \chi^2_{n-1}(0.025))$ になる．これを母分散 σ^2 について整理すると，

$$\frac{(n-1)U^2}{\chi^2_{n-1}(0.025)} \leq \sigma^2 \leq \frac{(n-1)U^2}{\chi^2_{n-1}(0.975)}$$

となり，サンプルサイズ n から自由度が決まり，$\chi^2_{n-1}(0.025)$, $\chi^2_{n-1}(0.975)$ の値も決まるので，母平均 σ^2 の信頼区間が推定できる．

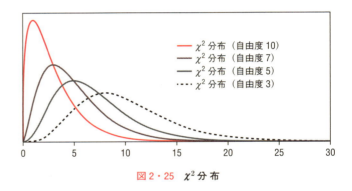

図2・25　χ^2 分布

例題 2・11 正規母集団である20代の学生らの収縮期血圧を調査したいと思い，10人の血圧を調べた（単位：mmHg）．下記の結果から，母平均と母分散を点推定し，95%信頼区間を求めよ．

110.1　120.1　118.3　108.5　98.2　100.5　114.7　122.3　115.3　99.7

解　答

母平均の点推定：$\hat{\mu} = 110.77$

母分散の点推定：$U^2 = 78.253$

母平均の区間推定：t 分布表より，$t_9(0.025) = 2.262$ なので，

$$110.77 - 2.262\sqrt{78.253/10} \leq \mu \leq 110.77 + 2.262\sqrt{78.253/10}$$

$$104.44 \leq \mu \leq 117.09$$

母分散の区間推定：χ^2 分布表より，$\chi^2_9(0.025) = 19.02$, $\chi^2_9(0.975) = 2.700$ なので，

$$\frac{9 \times 78.253}{19.02} \leq \sigma^2 \leq \frac{9 \times 78.253}{2.700}$$

$$37.02 \leq \sigma^2 \leq 260.84$$

2・4 パラメトリック検定

新たな薬を開発するとき，本当にその薬が疾患に有効なのかを確認する必要がある．また，工場で製造された医薬品が，基準を満たしているか確認する必要がある．このように，有効性や基準の確認などを統計学的に示す方法を**統計学的仮説検定**という．統計学的仮説検定は，おもに二つに分けられる．

1. 母集団が特定の確率分布に従う場合の検定（パラメトリック検定）
2. 母集団が特定の確率分布に従うかわからない場合の検定（ノンパラメトリック検定）

各検定は手法に違いはあるが，本節で紹介する帰無仮説や対立仮説の考え方は変わらない．また，パラメトリック検定では，確率分布を使った検定となるため，前節との関連性が強く，適宜，前節を見返すことを推奨する．

統計的仮説検定 statistical hypothesis testing

パラメトリック検定 parametric test

ノンパラメトリック検定 non-parametric test

2・4・1 母平均の検定

母平均の検定では，前節の母平均の推定と同様に，三つの場合に分けて考える．
1. 母集団が正規分布に従い，母平均 μ と母分散 σ^2 が既知の場合
2. 母集団が正規分布に従い，母平均 μ が既知，母分散 σ^2 が未知の場合
3. 母集団が正規分布に従うか不明で，母平均 μ が既知，母分散 σ^2 が未知，かつサンプルサイズ n が大きい場合（中心極限定理）

a. 母平均の検定 1　母集団が正規分布に従い，母平均 μ と母分散 σ^2 が既知の検定手法について考える．例として，血圧が高めであると思われる 5 人の収縮期血圧について調べた（単位：mmHg）．結果を下記に示す．なお，一般的な血圧の日本人の収縮期血圧の平均は 118 mmHg で分散は 7^2 (mmHg)^2 であるとする．

収縮期血圧：128, 124, 135, 120, 126

5 人の平均値は，126.6 mmHg になる．この結果から，5 人の血圧は，日本人の収縮期血圧の平均よりも高いといえるかどうかを考える．126.6 mmHg は 118 mmHg より大きいが，5 人の血圧を再測定したら，同じ平均値となるとはいえない．統計的仮説検定では，唯一の実現値から得た母数と単純に比較するのでなく，この実現値の再現性を議論する．そこで，標本平均の実現値の可能性を探るために，2 種類の仮説を用意する．一つ目は，**帰無仮説** H_0 とよばれるものである．帰無仮説では，標本は，ある母集団から抽出されたものとする．収縮期血圧の例では，5 人の標本には母集団があり，この母集団の血圧と，日本全国の血圧と比較するので，帰無仮説は下記になる．

帰無仮説 null hypothesis

H_0：5 人の母集団の血圧平均値 μ は，日本全国の平均血圧と同じである（5 人から求められる μ を標本平均といい，与えられた母集団の平均値を母平均という．数式表現では，$H_0: \mu = 118$ となる）．

対立仮説 alternative hypothesis

統計的仮説検定では，帰無仮説は否定したい仮説である．帰無仮説を立証するのが難しいと判断されると，帰無仮説は**棄却**される．一方，帰無仮説が棄却されたときに，**受容**される可能性のある仮説のことを**対立仮説** H_1 といい，今回は下記になる．

H_1：5人の母集団の血圧平均値 μ は，日本全国の平均血圧よりも高い（標本平均 μ は，母平均よりも高いので数式表現では，H_1：$\mu \geq 118$ である）．

帰無仮説と対立仮説を設定したうえで，仮説検定を行う．帰無仮説の棄却・受容の判断は，観測で見られた事象が，母集団でほとんど起こらないと判断されたら，帰無仮説が棄却される．データでは，帰無仮説のもとでは，5人の母集団が正規分布 $N(118, 7^2)$ に従っていると仮定しているので，標本平均 $\bar{X}$ を標準化した Z は，標準正規分布 $N(0, 1)$ に従う．これを利用して，標本平均の実現値が母集団の95％や99％信頼区間に含まれていなければ，帰無仮説を棄却し，対立仮説を受容する．

帰無仮説から，標本平均 $\bar{X}$ の期待値は，日本全国の平均血圧と等しいはずである（$\mu_0 = 118$）．これを利用すると，標本平均 $\bar{X}$ を標準化した Z は，次式になる．

$$Z = \frac{\bar{X} - E[\bar{X}]}{\sqrt{V[\bar{X}]}} = \frac{\bar{X} - \mu_0}{\sqrt{\sigma^2/n}}$$

よって Z の実現値 z は次のようになる．

$$z = \frac{126.6 - 118}{\sqrt{7^2/5}} = 2.74$$

ここで，帰無仮説が棄却される閾値について考える．帰無仮説が棄却される閾値を**有意水準** α といい，$\alpha = 0.05$ や 0.01 がよく用いられる．有意水準は，研究前に設定しておき，ある事象の起こる確率が α 以下の場合，統計学的にはその事象は，ほとんど起こらないので，帰無仮説は棄却される．

今回の例では有意水準 $\alpha = 0.05$ を閾値とし，対立仮説から $\bar{X} > \mu_0$ となってほしいので，標準正規分布の上側5％点になる確率を考える．上側5％点は正規分布表から $Z \geq 1.645$ で，確率範囲は図2・26の面積部分である．測定値から求めた z 値により帰無仮説の棄却や対立仮説の受容が決まる．

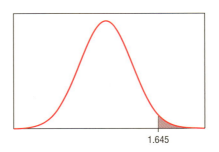

図2・26　標準正規分布の上側5％点

z が 1.645 以上であれば，帰無仮説が棄却され，対立仮説が受容される．
z が 1.645 以下であれば，帰無仮説が受容される．

帰無仮説が棄却されうる範囲を**棄却域**といい，$Z > 1.645$ が棄却域となる．測定値から，$z = 2.74$ となり，棄却域に入るので，H_0 は棄却され，H_1 が受容される．すなわち，統計的仮説検定より，5 人の血圧は全国平均より高い可能性がある．また，z 値と正規分布表から $P(Z \geq 2.74) = 0.0031$ と求められる．この確率の値を **p 値**という．

棄却域 rejection region

p 値

統計的仮説検定を行うときに，2 種類の誤りが発生することがある．

1. H_0 が正しいにも関わらず，棄却してしまう誤り（**第 1 種の過誤**）
2. H_0 が正しくないにも関わらず，H_0 を受容してしまう誤り（**第 2 種の過誤**）

第 1 種の過誤 Type I error
第 2 種の過誤 Type II error

第 1 種の過誤は **α error** ともいい，これが生じる確率は，有意水準 α である．
第 2 種の過誤は **β error** ともいい，$1 - (\beta$ error が起こる確率$) = $ 検出力ともいう．

α error
β error

これらの過誤のうち，α error は，検定を何度も行うビックデータ解析において，起こりやすくなる過誤になるため，解析する際には注意する必要がある．

また，α error や β error が起こることからわかるように，統計的仮説検定で帰無仮説が棄却されたからといって，積極的に対立仮説を支持しているわけではない．統計的仮説検定は，帰無仮説になる確率を判断しているだけであり，帰無仮説や対立仮説が成り立つとは断定していないことに注意する．

先述の例では，血圧が高いことに着目して，棄却域が右側に設定されていた．これを**右片側検定**という．一方で，血圧が低いことに着目した検定を行う場合には，棄却域は左側に設定されるので，**左片側検定**という．さらに，血圧の変化に着目した検定を行う場合には，棄却域を左右の両方に設定するので，**両側検定**という．なお，統計学的検定を行っている論文や書物などにおいては，左か右かを明示せず，片側検定とだけ表示している場合も多々ある．その場合には研究内容を理解し，左か右なのかを判断する．これらのことを，数式で表現すると下記になる．

右片側検定 right-tailed test, upper-tailed test
左片側検定 left-tailed test, lower-tailed test
両側検定 two-tailed test

H_0: $\mu = \mu_0$ （帰無仮説）
H_1: $\mu < \mu_0$ （左片側検定）
H_1: $\mu > \mu_0$ （右片側検定）
H_1: $\mu \neq \mu_0$ （両側検定）

ここで，両側検定と片側検定の棄却域が異なることに注意する．右片側検定で有意水準 $\alpha = 0.05$ としたとき，$P(Z \geq 1.645) = 0.05$ となるので，棄却域は $Z \geq 1.645$ である．左片側検定では，$P(Z \leq -1.645) = 0.05$ なので，棄却域は $Z \leq -1.645$ である．一方で，両側検定では，上側と下側の両方に着目するので，有意水準 $\alpha = 0.05$ では，上側 2.5% 点と下側 2.5% 点が棄却域となる．すなわち，$P(Z \leq -1.96) = P(Z \geq 1.96) = 0.25$ で，棄却域は $Z \leq -1.96$，$Z \geq 1.96$ となる．

また，有意水準 $\alpha = 0.01$ では，上側 0.5％点と下側 0.5％点が棄却域となる（図 2・27）．

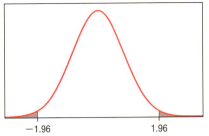

図 2・27　両側検定

例題 2・12　血糖値は食事により増大するが，食後 2 時間後には，ある程度の値へと減少する．40 代で軽度糖尿病の食後血糖値が正規分布 $N(141, 10^2)$ に従うとする．ここで，40 代で軽度糖尿病の患者を無作為に 50 人選び，食事前から飲むと血糖値の増大を抑える飲料水を飲みながら，食事をしてもらった．食後 2 時間後の血糖値を測定した結果，平均 138 mg/dL となっていた．この飲料水は食後血糖値の増大を抑えているか，有意水準 1％（$\alpha = 0.01$）で検定せよ．

解　答　血糖値の増大を抑制しているか検証したいので，帰無仮説と対立仮説は次になる．

$$H_0: \mu = \mu_0 \qquad H_1: \mu < \mu_0$$

標本平均を標準化すると，$Z = (\bar{X} - \mu)/\sqrt{\sigma^2/n}$．$Z$ の実現値 $z = (138-141)/\sqrt{10^2/50} = -2.12$ となる．

左片側検定より，$P(Z \leq -2.33) = 0.01$ で，$Z < -2.33$ が棄却域である．実現値（-2.12）は棄却域に含まれないので，帰無仮説は受容され，飲料水は食後血糖値の増大を抑えているとはいえない．

b. 母平均の検定 2（t 検定）　母集団が正規分布に従い，母平均 μ が既知，母分散 σ^2 が未知の検定手法について考える．前項と同様に，標本平均に対して，標準化すると，

$$T = \frac{\bar{X} - E[\bar{X}]}{\sqrt{V[\bar{X}]}} = \frac{\bar{X} - \mu}{\sqrt{\sigma^2/n}} = \frac{\bar{X} - \mu}{\sqrt{U^2/n}}$$

となり，これは自由度 $n-1$ の t 分布に従う．母分散 σ^2 は未知なので，測定値から母分散を推測する不偏分散 U^2 を使用する．この統計量 T が，t 分布の棄却域に入るか考えていく．このように，t 分布を用いる検定のことを一般的に，**t 検定**という．

t 検定　t-test

例題 2・13　腎機能の指標として，血清クレアチニン（S_{Cr}）があり，S_{Cr} の値が高いと，腎臓に障害が起こっている可能性がある．30 代の女性の S_{Cr} は正規分布に従い，平均値が 0.65 mg/dL であるとする．ここで，ある集団から無作為に 5 人の女性を選び，S_{Cr} を測定した結果，0.81, 0.79, 0.89, 0.91, 0.84 mg/dL だった．これら 5 人の

腎臓に障害が起こっている可能性があるか，有意水準 $\alpha = 0.01$ で検定せよ．

解 答　標本平均 $\bar{X}$，不偏分散 U^2，統計量 T の実現値は以下になる．

$$\bar{x} = 0.848$$

$$u^2 = \frac{1}{n-1}\sum(X-\bar{X})^2 = 2.62 \times 10^{-3}$$

$$t = \frac{0.848 - 0.65}{\sqrt{2.62 \times 10^{-3}/5}} = 8.649$$

右片側検定より，$P(T \geq t_4(0.01)) = P(T \geq 3.747) = 0.01$ で，$T > 3.747$ が棄却域である．実現値（8.649）から，帰無仮説が棄却され，この集団の腎臓には障害が起こっていることが示唆される．

c. 母平均の検定 3（中心極限定理を利用）　母集団が正規分布に従うか不明で，母平均 μ は既知，母分散 σ^2 は未知，サンプルサイズ n が大きいときの検定手法について考える．**中心極限定理**より，サンプルサイズ n が大きいとき，標本平均 $\bar{X}$ は正規分布に近似した確率分布 $N(\mu, \sigma^2/n)$ に従う．また，標本平均 $\bar{X}$ に対して標準化すると，統計量 Z が得られる．

$$Z = \frac{\bar{X} - E[\bar{X}]}{\sqrt{V[\bar{X}]}} = \frac{\bar{X} - \mu}{\sqrt{\sigma^2/n}} = \frac{\bar{X} - \mu}{\sqrt{U^2/n}}$$

統計量 Z は標準正規分布 $N(0,1)$ に従い，母分散 σ^2 は未知なので，母分散を推測する不偏分散 U^2 を使用する．仮説検定では，統計量 Z が正規分布の棄却域に入るか考える．

例題 2・14　肝臓で生成される血清アルブミンの濃度は，正規分布に従うか不明であるが，一般的に平均値が 4.6 g/dL であるとする．このとき，ある集団から 200 人を無作為に選び，血清アルブミンの濃度を測定した結果，標本平均が 4.9 g/dL で，標本分散が 1.8205^2 だった．この集団の血清アルブミンの濃度は高いのか，有意水準 $\alpha = 0.01$ で検定せよ．

解 答　200 人の標本平均と標本分散はわかっているが，個々人の値は不明である．標本分散から不偏分散が求められるように，不偏分散の式を変形する．なお，標本分散 $= \frac{1}{n}\sum(X-\bar{X})^2$ で求められることを利用する．

$$U^2 = \frac{n}{n-1}\frac{1}{n}\sum(X-\bar{X})^2$$

$$u^2 = \frac{200}{200-1} \times 1.8205^2 = 3.33$$

$$z = (4.9 - 4.6)/\sqrt{\frac{3.33}{200}} = 2.324$$

右片側検定より，$P(Z \geq 2.326) = 0.01$ で，$Z > 2.326$ が棄却域である．実現値（2.324）から，帰無仮説が受容され，この集団の血清アルブミンは高いとはいえない．

2・4・2 母分散の検定

母分散の検定では,母分散と差があるか検定している.母集団が正規分布に従い,母分散 σ^2 が既知のとき,母分散の検定手法について考える.母分散の検定では,測定値と母分散 σ^2 から,統計量 X^2 を求める.

$$X^2 = \frac{1}{\sigma^2}\sum_{i=1}^{n}(X_i - \bar{X})^2$$
$$= \frac{n-1}{\sigma^2} \times \frac{1}{n-1}\sum_{i=1}^{n}(X_i - \bar{X})^2$$
$$= \frac{n-1}{\sigma^2}U^2$$

X^2 は,自由度 $n-1$ の χ^2 分布に従うことが知られており,X^2 を用いて,母分散の検定を行う.ここで例として,マウスの体重について考える.一般的に,マウスは自由に食事が摂れる環境で飼育されており,マウスの体重の分散 σ_0^2 は $2.18^2\ g^2$ だとする.ヒトと同じように,食事の時間を1日3回に制限することで,分散が小さくなるかもしれないと考えた.そこで,無作為にマウスを8匹選び,食事の時間を8時間ごとに制限した.その環境にて1週間,マウスを飼育したところ,マウスの体重は,19.3, 22.1, 20.1, 21.4, 19.8, 19.9, 22.1, 22.5 g となった.食事を制限すると,マウスの体重の分散が小さくなるか検定したいので,帰無仮説と対立仮説を次のように設定する.

H_0: 食事を制限しても,体重の分散は変わらない ($\sigma^2 = \sigma_0^2$).
H_1: 食事を制限すると,体重の分散は小さくなる ($\sigma^2 < \sigma_0^2$).

帰無仮説から,統計量 X^2 の実現値 χ^2 は,自由度 $8-1=7$ の χ^2 分布に従い,次式になる.

$$X^2 = \frac{n-1}{\sigma^2}U^2 = \frac{n-1}{\sigma_0^2}U^2$$

$$\chi^2 = \frac{8-1}{(2.18)^2} \times 1.585 = 2.33$$

有意水準 $\alpha = 0.05$ で考えると,$P(X^2 \leq 2.167) = 0.05$ となる.測定値から $\chi^2 = 2.33$ なので,帰無仮説は受容される(図 2・28).すなわち,食事の時間を制限しても,マウスの体重の分散は変化するとはいえない.

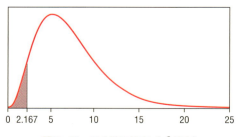

図 2・28 母分散の検定(χ^2 検定)

例題 2・15 腎疾患の医薬品を研究するために，手術による腎障害モデルマウスを使用している．しかし，モデルマウスの S_{Cr} の分散は 3.25^2 $(mg/dL)^2$ と大きいので，研究の再現性が低くなる．そこで，分散を小さくするために，遺伝子変異による腎障害モデルを作成した．遺伝子変異モデルマウス 20 匹の S_{Cr} を測定すると，標本分散が 2.25^2 $(mg/dL)^2$ だった．手術と比べ，遺伝子変異による腎障害モデルマウスの方が S_{Cr} の分散が小さいか，有意水準 $\alpha = 0.05$ で検定せよ．

解 答 標本分散 $s^2 = 2.25^2$，母分散 $\sigma_0^2 = 3.25^2$ より，統計量 X^2 の実現値 χ^2 は次式になる．

$$X^2 = \frac{n-1}{\sigma_0^2}U^2 = \frac{1}{\sigma_0^2}\sum_{i=1}^{n}(X_i - \bar{X})^2$$

$$= \frac{n}{\sigma_0^2}\frac{1}{n}\sum(X - \bar{X})^2 = \frac{n}{\sigma_0^2}s^2$$

$$\chi^2 = \frac{20}{3.25^2} \times 2.25^2 = 9.585$$

左片側検定より，$P(X^2 \leq \chi_{19}^2(0.95)) = P(X^2 \leq 10.12) = 0.05$ で，$X^2 < 10.12$ が棄却域である．実現値 (9.585) から帰無仮説が棄却され，遺伝子変異による腎障害モデルマウスの S_{Cr} の分散は小さいことが示唆される．

2・4・3 二項分布と母比率の検定

ここまでの統計学的仮説検定では，血圧や血糖値など，連続型の確率変数を用いてきたが，離散型の確率変数で考える必要もある．二つの例で考えてみる．

- ある集団から，無作為に 100 人選び，花粉症の有無を調べたとする．このとき，花粉症ありなら 1，花粉症なしなら 0 する．1 の人が 28％であるとき，この集団には，花粉症の人が多いか考えたい．
- ある集団から，無作為に 200 人選び，血圧を調べたとする．このとき，高血圧の人は 1，高血圧ではない人は 0 とする．1 の人が 10％であるとき，この集団には，高血圧の人が多いか考えたい．

このように，取得したデータの形や，調査研究の目的に応じて，離散型の確率変数で考える必要がある．この項では，離散型の確率分布である，**二項分布**を用いた母比率の検定を考えていく．

二項分布 binomial distribution

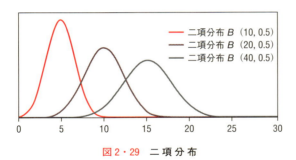

図 2・29 二項分布

ある試行で，0か1の値が与えられているとき，1が与えられる回数をXとし，1が与えられる確率をpとする．ここで，10回試行を行ったとき，確率変数Xの分布は二項分布で，$P(X=k) = {}_{10}C_k p^k(1-p)^{10-k}$で表せられ，$B(10, p)$と表記できる（図2・29）．また，$n$回試行したとき，確率変数$X$の期待値と分散は，次式になる．

$$E[X] = np \qquad V[X] = np(1-p)$$

母比率の検定では，二項分布を用いて，比率に差があるか検定している．ここで，母比率がp_0で，二項分布に従う母集団から，サンプルサイズnを大きくした無作為標本$X_1, X_2, \cdots, X_n$を抽出した．このとき，帰無仮説は下記に設定する．

H_0：標本比率$\hat{p}$の期待値pと，母比率p_0は等しい（$p = p_0$）．
H_1：標本比率$\hat{p}$の期待値pと，母比率p_0は異なる（$p \neq p_0$）．

標本比率$\hat{p}$の期待値$E[\hat{p}]$と分散$V[\hat{p}]$は，次式になる．

$$E[\hat{p}] = E\left[\frac{X}{n}\right] = \frac{1}{n}E[X] = p$$

$$V[\hat{p}] = V\left[\frac{X}{n}\right] = \frac{1}{n^2}V[X] = \frac{p(1-p)}{n}$$

また，サンプルサイズnが大きいとき，中心極限定理から，$\hat{p}$は正規分布$N(p, p(1-p)/n)$に従う．そこで，$\hat{p}$を標準化したZは次式になる．

$$Z = \frac{\hat{p} - E[\hat{p}]}{\sqrt{V[\hat{p}]}} = \frac{\hat{p} - p}{\sqrt{p(1-p)/n}}$$

統計量Zは，標準正規分布$N(0, 1)$に従う．母比率の検定では，この統計量Zが，正規分布の棄却域に入るか考える．

例題2・16 衛生環境の悪い地域では，10歳未満の子供のうち，下痢になっている割合は60%であるとする．そこで，衛生環境の悪い地域Aに対して，衛生環境を整え，住人に手洗い指導を3カ月間行った．それから1カ月後に，地域Aの10歳未満の子供2000人に対し，下痢になっているか調査した結果，28%が下痢だった．地域Aへの公衆衛生の介入効果があったのか，有意水準$\alpha = 0.01$で検定せよ．

解答 母比率$p = 0.6$，標本比率$\hat{p} = 0.28$より，統計量Zの実現値zは次式になる．

$$Z = \frac{\hat{p} - p}{\sqrt{p(1-p)/n}}$$

$$z = \frac{0.28 - 0.6}{\sqrt{0.6(1-0.6)/2000}} = -29.21$$

左片側検定より，$P(Z \leq -2.33) = 0.01$で，$Z < -2.33$が棄却域である．実現値（-29.21）から帰無仮説が棄却され，地域Aへの公衆衛生の介入効果があったことが示唆される．

2・5 二つの標本を比較するパラメトリック検定

ここまでは標本と，既知の母平均・母分散・母比率が異なるか仮説検定を行ってきた．これ以降は，二つの標本を用いて，それぞれの標本の特徴が異なるのか仮説検定にて確かめていく．

2・5・1 母平均の差の検定

標本から推測される二つの母平均に差があるのか検定する．母平均の差の検定はデータの形式から二つに分けられ，それぞれ検定方法が異なる．

1. 対応のあるデータ
2. 対応のないデータ

はじめに，対応のあるデータと，対応のないデータの違いについて確認する．

血糖値を下げる新たな医薬品 A を開発したいと思い，糖尿病患者の正規母集団から無作為に被験者 5 人を選び，医薬品 A を 1 カ月間服用してもらった．そのときの医薬品 A 服用前後の血糖値の結果を表 2・8 に示す．

表 2・8 医薬品 A 服薬前後の血糖値

	血糖値〔mg/dL〕				
服用前	150	185	173	182	162
服用後	137	170	165	168	140

また，医薬品 A が既存の医薬品 B と比較して，優れているのかについても調べた．上記の臨床研究とは別に，糖尿病患者の正規母集団から無作為に 5 人ずつ選び，A もしくは B を服用してもらった．患者 10 人の医薬品服用前後の血糖値を測定した．服用前と服用後の血糖値の変化度合いの結果を表 2・9 に示す．

表 2・9 医薬品 A，B の服薬前後の血糖値の変化

	血糖値の変化度合い〔mg/dL〕				
医薬品 A	−12	−15	−9	−10	−11
医薬品 B	−13	−9	−10	−8	−9

服用前後を比較した研究は，列のデータが同一人物で，服用前と後で対応関係のわかるデータになっているので，対応のあるデータになる．一方で，医薬品 A と B を比較した研究は，別々の患者で対応関係はないので，対応のないデータになる．これらのデータ例を用いて，それぞれのデータの仮説検定方法について示していく．

a. 母平均の差の検定（対応のあるデータ） 医薬品 A を服用する前の集団を $X_{11}, X_{12}, \cdots, X_{1n}$ と，医薬品 A を服用した後の集団を $X_{21}, X_{22}, \cdots, X_{2n}$ とする．これら測定値は，それぞれの正規母集団からの無作為標本と考えられ，標本平均 ($\bar{X}_1, \bar{X}_2$) の期待値は，それぞれの母集団の母平均の点推定となる．

$$E[\bar{X}_1] = \mu_1 \qquad E[\bar{X}_2] = \mu_2$$

新たな確率変数Zを次式のように定める．

$$Z_1 = X_{11} - X_{21}$$
$$Z_2 = X_{12} - X_{22}$$
$$\vdots$$
$$Z_n = X_{1n} - X_{2n}$$

また，Zの標本平均$\bar{Z}$の期待値は，下記のように計算できる．

$$E[\bar{Z}] = E[\bar{X}_1 - \bar{X}_2] = E[\bar{X}_1] - E[\bar{X}_2] = \mu_1 - \mu_2$$

ここで，帰無仮説と，対立仮説を下記に設定する．

H_0：医薬品Aの服用により，血糖値は変化しない（$\mu_1 = \mu_2$）．
H_1：医薬品Aの服用により，血糖値は減少する（$\mu_1 > \mu_2$）．

帰無仮説が成り立つと仮定したうえで，$\bar{Z}$を標準化したときの統計量Tは次式になる．

$$T = \frac{\bar{Z} - E[\bar{Z}]}{\sqrt{V[\bar{Z}]}} = \frac{\bar{Z} - (\mu_1 - \mu_2)}{\sqrt{\sigma^2/n}} = \frac{\bar{Z}}{\sqrt{U_Z^2/n}}$$

U_Z^2はZの不偏分散で，統計量Tは，自由度$n-1$のt分布に従う．

医薬品Aの例では，$\bar{z} = 14.4$，$u_Z^2 = 25.3$，$n = 5$である．ここで有意水準$\alpha = 0.05$のとき，$t_4(0.05) = 2.132$なので，$T \geq 2.132$が棄却域である．測定値から$t = 6.401$のため，帰無仮説は棄却され，医薬品Aの服用で，血糖値が減少したことが示唆される．

b. 母平均の差の検定（対応のないデータ）　対応のないデータでは，三つの手法に分けて考える．

1. 母分散が既知，もしくはサンプルサイズが大きい（中心極限定理を利用）
2. 母分散は未知だが，等分散である
3. 母分散が未知だが，等分散ではない（ウェルチのt検定）

1. の場合，医薬品Aを服用後の正規母集団から$X_1, X_2, \cdots, X_m$の標本を，医薬品Bを服用後の正規母集団から$Y_1, Y_2, \cdots, Y_n$の標本を抽出したとする．それぞれの母平均をμ_X, μ_Y，母分散をσ_X^2, σ_Y^2とする．帰無仮説と対立仮説を，下記に設定する．

H_0：医薬品Aと医薬品Bで血糖値を下げる効果に差はない（$\mu_X = \mu_Y$）．
H_1：医薬品Aは医薬品Bよりも血糖値を下げている（$\mu_X < \mu_Y$）．

ここで，$\bar{X}$と$\bar{Y}$は正規分布に従うので，各標本平均の差（$\bar{X} - \bar{Y}$）も正規分布に従う．ここで，$\bar{X} - \bar{Y}$の期待値および分散は，次式になる．

$$E[\bar{X} - \bar{Y}] = E[\bar{X}] - E[\bar{Y}] = \mu_X - \mu_Y$$
$$V[\bar{X} - \bar{Y}] = V[\bar{X}] + V[\bar{Y}] = \sigma_X^2/m + \sigma_Y^2/n$$

また，$\bar{X}-\bar{Y}$ の標準化は標準正規分布 $N(0,1)$ に従い，帰無仮説が成り立つとすると

$$Z = \frac{(\bar{X}-\bar{Y}) - E[\bar{X}-\bar{Y}]}{\sqrt{V[\bar{X}-\bar{Y}]}} = \frac{(\bar{X}-\bar{Y}) - (\mu_X - \mu_Y)}{\sqrt{\sigma_X^2/m + \sigma_Y^2/n}} = \frac{\bar{X}-\bar{Y}}{\sqrt{\sigma_X^2/m + \sigma_Y^2/n}}$$

となる．統計量 Z が標準正規分布に従うことを利用し，統計的仮説検定を行う．

また，母集団が分布に従うか不明で，サンプルサイズ m と n が大きい場合，中心極限定理から，標本平均 $\bar{X}, \bar{Y}$ が正規分布に従うので，$\bar{X}-\bar{Y}$ も正規分布に従う．また，$\bar{X}-\bar{Y}$ の標準化は，標準正規分布 $N(0,1)$ に従うことを利用するとともに，上式の σ_X^2, σ_Y^2 を不偏分散 U_X^2, U_Y^2 で推測し，統計量 Z で仮説検定を行う．

2. の場合，帰無仮説と対立仮説は 1. と同じになるが，考える確率分布が t 分布になる．ここで，母分散が等分散なので，$\sigma^2 = \sigma_X^2 = \sigma_Y^2$ となり，$\bar{X}-\bar{Y}$ の標準化を行うと，

$$T = \frac{(\bar{X}-\bar{Y}) - E[\bar{X}-\bar{Y}]}{\sqrt{V[\bar{X}-\bar{Y}]}} = \frac{(\bar{X}-\bar{Y}) - (\mu_X - \mu_Y)}{\sqrt{\sigma_X^2/m + \sigma_Y^2/n}}$$
$$= \frac{\bar{X}-\bar{Y}}{\sqrt{\sigma^2/m + \sigma^2/n}} = \frac{\bar{X}-\bar{Y}}{\sqrt{\sigma^2(1/m + 1/n)}}$$

となる．母分散は未知なので，各標本の分散を統合して一つの不偏分散 U^2 を求めると，

$$U^2 = \frac{1}{(m-1)+(n-1)}\left(\sum_{i=1}^{m}(X_i - \bar{X})^2 + \sum_{j=1}^{n}(Y_j - \bar{Y})^2\right)$$

となり，これを**プールした分散**という．この U^2 を用いると，統計量 T は，

プールした分散 pooled variance

$$T = \frac{\bar{X}-\bar{Y}}{\sqrt{\sigma^2(1/m + 1/n)}} = \frac{\bar{X}-\bar{Y}}{\sqrt{U^2(1/m + 1/n)}}$$

となり，自由度 $m+n-2$ の t 分布に従う．この統計量 T で，統計的仮説検定を行う．

3. の場合，帰無仮説と対立仮説は 1. と同じであるが，考える分布が t 分布になる．

$$T = \frac{(\bar{X}-\bar{Y}) - E[\bar{X}-\bar{Y}]}{\sqrt{V[\bar{X}-\bar{Y}]}} = \frac{(\bar{X}-\bar{Y}) - (\mu_X - \mu_Y)}{\sqrt{\sigma_X^2/m + \sigma_Y^2/n}}$$

また，母分散 σ_X^2, σ_Y^2 は不明なので，不偏分散 U_X^2, U_Y^2 で推測すると，統計量 T は，

$$T = \frac{\bar{X}-\bar{Y}}{\sqrt{U_X^2/m + U_Y^2/n}}$$

となる．このとき，t 分布の自由度は次の v で与えられる．

$$v = \frac{\left(\dfrac{U_X{}^2}{m} + \dfrac{U_Y{}^2}{n}\right)^2}{\dfrac{(U_X{}^2)^2}{m^2(m-1)} + \dfrac{(U_Y{}^2)^2}{n^2(n-1)}}$$

ウェルチの t 検定 Welch's t-test

　このvは整数ではないが，統計ソフトウェアでは計算できるので，その自由度をもとに，t 分布での棄却域を定める．この手法を**ウェルチの t 検定**という．

例題 2・17 血清総コレステロール（T-Cho）を減少させる医薬品の影響を評価するために，肥満モデルマウス 5 匹に対して，医薬品を投与する前の T-Cho と，投与後の T-Cho を測定した．結果を下表に示す．医薬品服用により，T-Cho が減少したか，有意水準 $\alpha = 0.05$ で仮説検定せよ．

	T-Cho〔mg/dL〕
服用前	150.1　161.2　159.8　171.2　174.1
服用後	142.8　152.1　148.1　149.9　151.2

解　答　対応のあるデータを対象にしているので，統計量 T は次式になる．

$$T = \frac{\bar{Z}}{\sqrt{U_Z{}^2/n}}$$

よって T の実現値 t は，

$$t = \frac{14.46}{\sqrt{51.408/5}} = 4.509$$

　右片側検定より，$P(T \geq t_4(0.05)) = P(T \geq 2.13) = 0.05$ で，$T > 2.13$ が棄却域である．実現値（4.509）から帰無仮説が棄却され，医薬品投与により T-Cho は減少したことが示唆される．

例題 2・18 毎朝服用する医薬品を処方された高血圧患者に対し，1 年間の医薬品の服用状況を調査したところ，毎朝服用していた患者と，1 週間に 2 日は服用していた患者がいたとする．服薬状況により，収縮期血圧の減少度合いが変化するか評価するために，それぞれの患者の収縮期血圧を測定し，医薬品服用前と後の血圧の減少度合いを評価し，標本平均と不偏分散を計算した（単位：mmHg）．この結果から，毎朝服用することで，収縮期血圧が減少したか，有意水準 $\alpha = 0.01$ で検定せよ．

	調査人数	標本平均	不偏分散
毎朝服用	1500	-5.1	11.2^2
週に 2 日服用	2000	-2.4	19.5^2

解　答　サンプルサイズ m, n が大きいので，中心極限定理より，服用前後の標本平均は正規分布に従う．標本平均を標準化した Z は次式になる．

$$Z = \frac{\bar{X} - \bar{Y}}{\sqrt{U_X{}^2/m + U_Y{}^2/n}}$$

よって Z の実現値 z は

$$z = \frac{-5.1-(-2.4)}{\sqrt{11.2^2/1500 + 19.5^2/2000}} = -5.160$$

左片側検定より，$P(Z \leq -2.33) = 0.01$ で，$Z < -2.33$ が棄却域である．実現値（-5.160）から帰無仮説が棄却され，この医薬品を毎朝服用すると，収縮期血圧は減少することが示唆される．

2・5・2 等分散の検定

肥満に関する治療薬を開発するために，肥満モデルマウスで研究しようとしたとき，新たな肥満モデルが論文で発表された．そのモデルでは，同時期にすべてのマウスが，同等の体重になることが報告されていた．そこで，従来の肥満モデルと比較して，新たな肥満モデルの方が，分散が小さいのか調査した（表 2・10）．なお，いずれの肥満モデルも母集団は正規分布に従っており，母分散は未知であるが，従来の肥満モデルの母分散を σ_X^2，新たな肥満モデルの母分散を σ_Y^2 とする．

表 2・10　肥満モデルマウスの体重

	体重〔g〕				
従来の肥満モデル	40.1	38.2	42.8	46.2	
新たな肥満モデル	52.8	50.1	48.1	49.9	51.7

2種類の肥満モデルの体重の分散について検定するので，帰無仮説と対立仮説は，

H_0：2種類の肥満モデルの分散は等しい（$\sigma_X^2 = \sigma_Y^2$）．

H_1：新たな肥満モデルの分散の方が小さい（$\sigma_X^2 > \sigma_Y^2$）．

と設定する．仮説検定で使う統計量は，標本の不偏分散の比を用いる．不偏分散の比は，サンプルサイズをもとに，自由度（$m-1, n-1$）の **F 分布**に従う（図 2・30）．この不偏分散の比を統計量として，実現値が F 分布の棄却域に入るのか検定で明らかにしていく．

F 分布 F-distribution

$$F = \frac{U_X^2}{U_Y^2}$$

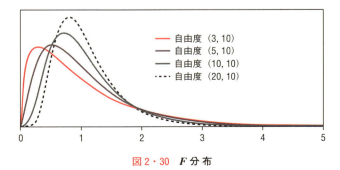

図 2・30　**F 分布**

データから，従来の肥満モデルの不偏分散の実現値 $u_X{}^2$ は 12.069，新たな肥満モデルの不偏分散の実現値 $u_Y{}^2$ は 3.252 である．不偏分散の比は自由度 $(3,4)$ の F 分布に従い，有意水準 $\alpha=0.05$ としたとき，$P(F\geq 6.59)=0.05$ で，$F>6.59$ が棄却域である．実現値から $f=3.711$ のため，帰無仮説が受容され，新たな肥満モデルの分散と従来の肥満モデルの分散は等しいことが示唆される．

例題 2・19 病院を受診する患者の年齢層は，各診療科で異なっていると思い，診療科 A を受診している 9 人と，診療科 B を受診している 10 人の年齢を調べてみた．その結果，診療科 A の不偏分散 $u_X{}^2$ は 368，診療科 B の不偏分散 $u_Y{}^2$ は 1786 であった．年齢に関して，診療科 A と診療科 B の母分散に差があるか，有意水準 $\alpha=0.05$ で検定せよ．

解答 表 2・10 における統計学的仮説検定では，二つの母分散に大小があるか見いだしたいため，片側検定で統計学的仮説検定を行っている．一方で，本例題では，診療科 A と B の母分散に差があるのか見いだしたいため，帰無仮説と対立仮説は，以下になり，両側検定で統計学的仮説検定を行う（$\sigma_X{}^2$：診療科 A の母分散，$\sigma_Y{}^2$：診療科 B の母分散）．

H_0：診療科 A と診療科 B の母分散は等しい（$\sigma_X{}^2=\sigma_Y{}^2$）．
H_1：診療科 A と診療科 B の母分散は等しくない（$\sigma_X{}^2\neq\sigma_Y{}^2$）．

統計学的仮説検定にて，不偏分散の比を統計量するとき，自由度 $(9,8)$ の F 分布に従う $F_1=U_Y{}^2/U_X{}^2$ と，自由度 $(8,9)$ の F 分布に従う $F_2=U_X{}^2/U_Y{}^2$ の二つが考えられる．F_1 と F_2 の値は異なるが，統計学的仮説検定では，同じ結果が得られる．はじめに，統計量 F_1 を対象に示す．

F 分布表は，パーセント点から右側の曲線下面積を確率として示している．そのため，自由度 $(9,8)$ の F 分布において，有意水準 $\alpha=0.05$ のとき，上側 2.5％点は $F_{9,8}(0.025)$，下側 2.5％点は $F_{9,8}(1-0.025)$ となり，棄却域は $F_1\geq F_{9,8}(0.025)$ と $F_1\leq F_{9,8}(1-0.025)$ になる．F 分布表から，$F_{9,8}(0.025)=4.36$ とわかるが，下側 2.5％点はわからない．そこで，F 分布の下側 2.5％点を求めていく．

統計量 F_1 の逆数を考える．統計量 F_1 は自由度 $(9,8)$ の F 分布に従うので，統計量 $1/F_1$ は自由度 $(8,9)$ の F 分布に従う．統計量 $1/F_1$ の上側 2.5％点の確率を求めると，次式になる（$\alpha=0.025$）．

$$P\left(\frac{1}{F_1}\geq F_{8,9}(\alpha)\right)=0.025$$

この式に対して，逆数をとると，次式になる．

$$P\left(\frac{1}{F_1}\geq F_{8,9}(\alpha)\right)=P\left(F_1\leq \frac{1}{F_{8,9}(\alpha)}\right)=0.025$$

自由度 $(9,8)$ の F 分布に従う統計量 F_1 において，下側 2.5％点の確率は次式で求められる．

$$P(F_1\leq F_{9,8}(1-\alpha))=0.025$$

これらの式をまとめると，次の関係性となっている．

$$P\left(\frac{1}{F_1} \geq F_{8,9}(\alpha)\right) = P\left(F_1 \leq \frac{1}{F_{8,9}(\alpha)}\right) = P(F_1 \leq F_{9,8}(1-\alpha)) = 0.025$$

この関係性から，次式が成り立つ．

$$\frac{1}{F_{8,9}(\alpha)} = F_{9,8}(1-\alpha)$$

F 分布表より，$F_{8,9}(0.025) = 4.10$ なので，

$$P(F_1 \leq F_{9,8}(1-0.025)) = P\left(F_1 \leq \frac{1}{F_{8,9}(0.025)}\right) = P\left(F_1 \leq \frac{1}{4.10}\right) = P(F_1 \leq 0.244)$$

になる．以上より，$F_1 \geq 4.36$ と $F_1 \leq 0.244$ が棄却域になる．実現値は $f_1 = 4.853$ より，帰無仮説が棄却され，診療科 A と診療科 B の年齢の母分散に差があることが示唆される．

統計量 F_2 を対象に考えると，棄却域は $F_2 \geq F_{8,9}(0.025)$ と $F_2 \leq F_{8,9}(1-0.025)$ になる．上側と下側 2.5% 点は，F 分布表から次になる．

$$F_{8,9}(0.025) = 4.10 \quad F_{8,9}(1-0.025) = \frac{1}{F_{9,8}(0.025)} = \frac{1}{4.36} = 0.229$$

以上より，$F_2 \geq 4.36$ と $F_2 \leq 0.229$ が棄却域になる．実現値は $f_2 = 0.206$ より，帰無仮説が棄却され，診療科 A と診療科 B の年齢の母分散に差があることが示唆される．

統計量 F_1 と F_2 で示したように，F 分布を用いた統計学的仮説検定では，両側検定の棄却域のうち，片方の棄却域から，帰無仮説が棄却できるか推測できる．これをまとめると，両側検定では，次に示す棄却域を考えて，統計学的仮説検定を行ってもよい（α は有意水準）．

自由度 (m, n) に従う統計量 F_1 が 1 以上のとき，棄却域は，$F_1 \geq F_{m,n}(\alpha/2)$

自由度 (n, m) に従う統計量 F_2 が 1 未満のとき，棄却域は，$F_2 \leq F_{n,m}(1-\alpha/2)$ より，

$$F_2 \geq \frac{1}{F_{m,n}(\alpha/2)}$$

2・5・3 母比率の差の検定

がんの治療薬として，医薬品 A を研究している．その有効性を調べるために，がんモデルマウスに医薬品 A を投与して，がんが小さくなっているか調査した．医薬品 A を投与した群と，プラセボを投与した群でがんが小さくなっているか評価した結果を表 2・11 示す．

表 2・11　がん治療医薬品 A の有効性の調査

	プラセボ	医薬品 A
がんが小さくなった	7	82
がんは変わらなかった	93	118

数字は，マウスの匹数を示している．がんが小さくなった比率に関して，

プラセボ投与群：母比率 p_X，標本比率 $\hat{p}_X$，サンプルサイズ m
医薬品 A 投与群：母比率 p_Y，標本比率 $\hat{p}_Y$，サンプルサイズ n

とし，帰無仮説と対立仮説を，下記に設定する．

H$_0$：プラセボ投与群と医薬品 A 投与群で効果に差はない（$p_X = p_Y$）．
H$_1$：医薬品 A 投与群はがんを小さくしている（$p_X < p_Y$）．

いずれの標本も二項分布に従う母集団であり，それぞれの標本を $X_1, X_2, \cdots,$ $X_m,\ Y_1, Y_2, \cdots, Y_n$ とする．サンプルサイズ (m, n) が大きいので，中心極限定理から，$\hat{p}_X$ は正規分布 $N(p_X, p_X(1-p_X)/m)$，$\hat{p}_Y$ は正規分布 $N(p_Y, p_Y(1-p_Y)/n)$ に従う．これらより，$\hat{p}_X - \hat{p}_Y$ も正規分布に従い，$\hat{p}_X - \hat{p}_Y$ の期待値と分散は次式になる．

$$E[\hat{p}_X - \hat{p}_Y] = E[\hat{p}_X] - E[\hat{p}_Y] = p_X - p_Y$$

$$V[\hat{p}_X - \hat{p}_Y] = V[\hat{p}_X] + V[\hat{p}_Y] = \frac{p_X(1-p_X)}{m} + \frac{p_Y(1-p_Y)}{n}$$

また，$\hat{p}_X - \hat{p}_Y$ を標準化した Z は，帰無仮説が成り立つとき，

$$Z = \frac{(\hat{p}_X - \hat{p}_Y) - E[\hat{p}_X - \hat{p}_Y]}{\sqrt{V[\hat{p}_X - \hat{p}_Y]}} = \frac{\hat{p}_X - \hat{p}_Y}{\sqrt{p_X(1-p_X)/m + p_Y(1-p_Y)/n}}$$

となり，Z は標準正規分布 $N(0, 1)$ に従う．ここで，p_X を $\hat{p}_X$ に，p_Y を $\hat{p}_Y$ に近似すると，

$$Z = \frac{\hat{p}_X - \hat{p}_Y}{\sqrt{\hat{p}_X(1-\hat{p}_X)/m + \hat{p}_Y(1-\hat{p}_Y)/n}}$$

となる．帰無仮説では，母比率が等しいので（$p_X = p_Y$），標本比率も等しいはずである（$\hat{p}_X = \hat{p}_Y$）．そこで，二つの標本比率を下記のように統合する．

$$\hat{p} = \frac{m\hat{p}_X + n\hat{p}_Y}{m + n}$$

これを Z の分母に適用すると，下記になる．

$$Z = \frac{\hat{p}_X - \hat{p}_Y}{\sqrt{\hat{p}(1-\hat{p})(1/m + 1/n)}}$$

医薬品 A の例では，$\hat{p}_X = 0.07$，$\hat{p}_Y = 0.41$，$\hat{p} = 0.296$ となる．また，有意水準 $\alpha = 0.05$ とすると，左片側検定となるので，$P(Z \leq -1.645) = 0.05$ である．測定値から $z = -6.08$ となり，棄却域に入るので，帰無仮説が棄却され，対立仮説が受容される．すなわち，医薬品 A によりがんが小さくなることが示唆される．

例題 2・20 同程度の治療効果がある医薬品 A と B について，副作用の発現する割合に差があると考え，該当薬の副作用歴を調査した．各セルの数字は，患者の人数

	医薬品 A	医薬品 B
副作用あり	10	8
副作用なし	2490	1982

を示している．医薬品 A と B で副作用の比率に差があるのか，有意水準 $\alpha = 0.05$ で検定せよ．

解 答 医薬品 A における副作用の比率を $\hat{p}_X$, 医薬品 B における副作用の比率を $\hat{p}_Y$ とする.

$$\hat{p} = \frac{m\hat{p}_X + n\hat{p}_Y}{m+n} = \frac{2500 \times 10/2500 + 1990 \times 8/1990}{2500 + 1990} = 4.00 \times 10^{-3}$$

$$z = \frac{10/2500 - 8/1990}{\sqrt{4.00 \times 10^{-3} \times (1 - 4.00 \times 10^{-3})\left(\dfrac{1}{2500} + \dfrac{1}{1990}\right)}} = -1.06 \times 10^{-2}$$

両側検定より, $P(Z \leq -1.96) = P(Z \geq 1.96) = 0.025$ で, $Z < -1.96$ と $Z > 1.96$ が棄却域である. 実現値 (-1.06×10^{-2}) より, 帰無仮説が受容され, 医薬品 A と医薬品 B に副作用の発現比率に差があるとはいえない.

2・5・4 独立性の検定

ある集団を対象に, 肺がんの有無と, 喫煙歴の有無を調査した結果を表 2・12 に示す.

表 2・12 喫煙歴の有無と肺がんの有無の調査（観測度数）

	肺がん（＋）	肺がん（－）
喫煙歴（＋）	82	49
喫煙歴（－）	11	258

肺がんと喫煙歴の間に関連があるか独立性の検定で解析するとき, 測定値を**観測度数**という. 帰無仮説と対立仮説を下記に設定する.

観測度数 observed frequency

H₀: 肺がんと喫煙歴には関連がない.
H₁: 肺がんと喫煙歴には関連がある.

表 2・12 から, 肺がんのある確率は (82 + 11)/400, 喫煙歴のある確率は (82 + 49)/400 となる. 帰無仮説が成り立つとすると, 肺がんがあり, 喫煙歴がある人の数は,

$$400 \times \frac{93}{400} \times \frac{131}{400} = 30.5$$

となるはずである. これを**期待度数**といい, 肺がんがあり, 喫煙歴がない期待度数は,

期待度数 expected frequency

$$400 \times \frac{93}{400} \times \frac{269}{400} = 62.5$$

となる. これらと同様に, 他の二つについて期待度数を計算すると, 表 2・13 になる.

表 2・13 喫煙歴の有無と肺がんの有無の調査（期待度数）

	肺がん（＋）	肺がん（－）
喫煙歴（＋）	30.5	100.5
喫煙歴（－）	62.5	206.5

フィッシャーの正確検定
Fisher's exact test

表2・13の各セルでは，サンプルサイズ n が大きいので，次式の統計量 X^2 を用いて，帰無仮説が成り立つか考える．なお，サンプルサイズ n が小さいときには，**フィッシャーの正確検定**を用いるとよい．

$$X^2 = \sum_{i=1}^{k} \frac{(観測度数 i - 期待度数 i)^2}{期待度数 i}$$

表2・12はセル数が四つなので，$k=4$ となり，各セルの値をもとに，統計量 X^2 を求めている．統計量 X^2 は，χ^2 分布に従うことが知られている．χ^2 分布は自由度により，上側5%点が変化するので，自由度を明示する．表2・12において，各列と各行の合計値が固定されているなか，数値を自由に決められる自由度は，(行数 − 1) × (列数 − 1) から，自由度1である．以上より，統計量 X^2 は自由度1の χ^2 分布に従い，有意水準 $\alpha = 0.05$ とすると，$P(X^2 \geq 3.841) = 0.05$ となる．測定値から実現値 $\chi^2 = 168.62$ のため，帰無仮説が棄却され，対立仮説が受容され，肺がんと喫煙歴には関連があることが示唆される．このように，χ^2 分布を使う検定のことを，**χ^2 検定**という．

χ^2 検定 chi-square test

例題2・21 新たなワクチンが考案されたとき，そのワクチンにより副反応が疑われた．ワクチンによる副反応が出現したのか調べるために，ワクチンの有無により，該当の副反応が発現するか患者情報を調べた．各セルは患者の人数を示す．ワクチンと副反応には，関連性があるか，有意水準 $\alpha = 0.01$ で検定せよ．

	ワクチン（＋）	ワクチン（−）
副反応（＋）	7	30
副反応（−）	1000	8500

解 答 ワクチン（＋），副反応（＋）の期待度数：$9537 \times 37/9537 \times 1007/9537 = 3.91$

	ワクチン（＋）	ワクチン（−）
副反応（＋）	3.91	33.09
副反応（−）	1003.09	8496.91

観測度数と期待度数から，実現値 $\chi^2 = 2.74$ である．自由度1の χ^2 分布より，$P(X^2 \geq \chi_1^2(0.05)) = P(X^2 \geq 3.841) = 0.05$ で，$X^2 > 3.841$ が棄却域である．測定値から帰無仮説は受容され，ワクチンと副反応には関連性があるとはいえない．

2・6 ノンパラメトリック検定

ここまでは，母集団がいずれかの確率分布に従っていることが既知のうえでの検定を行ってきた．しかし，実社会のデータでは，母集団がどのような確率分布に従っているか，わからない場合も多々ある．これ以降の検定では，母集団が特定の確率分布に従っていない状態での検定手法について説明していく．

2・6・1 ウィルコクソンの順位和検定

本項では，対応のないデータを対象に，母平均の差を検定している．なお，二つの母集団の確率分布は不明で，母分散は等しいことを仮定している．

新しい医薬品として，血圧に対する医薬品 A を研究しているとき，既存の医薬品 B と比較したいとする．各医薬品を高血圧モデルマウスに 1 カ月間投与した後，服用前後の収縮期血圧の変化度合いを評価した（表 2・14）．

表 2・14 医薬品 A，B 服薬前後の収縮期血圧の変化

	収縮期血圧の変化〔mmHg〕			
医薬品 A	-10	-9.6	-8.1	-8.0
医薬品 B	-9.2	-8.0	-8.0	

それぞれの母集団の確率分布はわからないので，分布関数を F_A, F_B とする．帰無仮説と対立仮説を下記に設定する．

H_0: 医薬品 A と B の有効性は同程度である（$F_A = F_B$）.
H_1: 医薬品 A は，B よりも高血圧に有効である．

次に，仮説検定の統計量のために，測定値を一つの群と考え，昇順で順位を与える（表 2・15）．

表 2・15 順位付け

順 位	1	2	3	4	5	6	7
測定値	-10	-9.6	-9.2	-8.1	-8.0	-8.0	-8.0
医薬品 A or B	A	A	B	A	A	B	B

測定値 -8.0 は，5 位，6 位，7 位で重複しているので，$(5+6+7)/3 = 6$ となる．このような順位を**平均順位**という．ここで，医薬品 A が該当する順位を R_{Ai} ($i = 1, 2, \cdots, m$)，医薬品 B が該当する順位を R_{Bj} ($j = 1, 2, \cdots, n$) とし，各標本の**順位和**（W_A, W_B）を求める．**ウィルコクソンの順位和検定**では，この順位和 W が統計量になる．

平均順位 mean rank

順位和 rank sum

ウィルコクソンの順位和検定 Wilcoxon rank-sum test

$$W_A = \sum_{i=1}^{m} R_{Ai} = 1 + 2 + 4 + 6 = 13$$

$$W_B = \sum_{j=1}^{n} R_{Bj} = 3 + 6 + 6 = 15$$

次に，統計量 W の確率分布を考えていく．着目するのは W_A, W_B のどちらでもよい．ここでは，W_A の確率分布について考える．帰無仮説では，$F_A = F_B$ なので，それぞれの標本は同じ母集団に存在するはずである．一つの母集団から無作為標本を作製し，サンプルサイズ 7 の標本をとったとき，医薬品 A は $m = 4$ なので，順位和 W_A は，$W_A = R_{A1} + R_{A2} + R_{A3} + R_{A4}$ となる．$R_{A1} \sim R_{A4}$ がとる順位は 1～7 のいずれかであり，どの順位にもなりうるので，${}_7C_4 = 35$ 通りの組合

わせがある．そこで，35 通りの，それぞれの場合において，W_A を求めて，整理した結果が表2・16 になる．

表2・16 順位和 W_A とその確率分布

W_A	10	11	12	13	14	15	16	17	18	19	20	21	22
$P(W_A = w)$	$\frac{1}{35}$	$\frac{1}{35}$	$\frac{2}{35}$	$\frac{3}{35}$	$\frac{4}{35}$	$\frac{4}{35}$	$\frac{5}{35}$	$\frac{4}{35}$	$\frac{4}{35}$	$\frac{3}{35}$	$\frac{2}{35}$	$\frac{1}{35}$	$\frac{1}{35}$

いずれの組合わせも同様に確からしく，1/35 の確率で得られるので，W_A の確率 p が求められる．これが帰無仮説のもとで考えられる W_A の確率分布である．

ここで，測定値から $W_A = 13$ のため，$P(W_A \leq 13)$ を求めると，下記になる．

$$P(W_A = 10) + P(W_A = 11) + P(W_A = 12) + P(W_A = 13) = 7/35 = 0.2$$

これは，W_A の確率分布から求められた片側検定の p 値である．有意水準 $\alpha = 0.05$ とすると，$P < 0.05$ が棄却域である．実現値から $P > 0.05$ のため，帰無仮説は受容される．すなわち，医薬品 A と B は高血圧に対し，有効であるとはいえない．なお，各確率における $R_{A1} \sim R_{A4}$ の組合わせを下記に示す．

$$P(W_A = 10)：\{1, 2, 3, 4\}$$
$$P(W_A = 11)：\{1, 2, 3, 5\}$$
$$P(W_A = 12)：\{1, 2, 3, 6\}, \{1, 2, 4, 5\}$$
$$P(W_A = 13)：\{1, 2, 3, 7\}, \{1, 2, 4, 6\}, \{1, 3, 4, 5\}$$

今回の統計的仮説検定では，片側検定なので，$P(W_A \leq 13) = 0.2$ を p 値として扱った．これが両側検定の場合，$P(W_A \leq 13)$ を 2 倍にした 0.4 が p 値となる．

また，W_B の方に着目すると，$_7C_3 = 35$ 通りの組合わせから，順位和 W_B を計算して，W_B に関する確率分布を作成できる．その場合には，対立仮説（$W_A < W_B$）を意識して，右片側検定 $P(W_B \geq 15)$ となることに注意する．

2・6・2 マン・ホイットニーの U 検定

マン・ホイットニーの U 検定 Mann-Whitney U test

マン・ホイットニーの U 検定は，ウィルコクソンの順位和検定と同じ結果が得られる．§2・6・1 のデータを用いて，前項と同様に，測定値を昇順にして，順位を与え，W_A と W_B を求める．これらより，各群の統計量 U を求める．なお，医薬品 A 投与群のサンプルサイズを m，医薬品 B 投与群のサンプルサイズを n とする．

$$U_A = W_A - \frac{m(m+1)}{2}$$

$$U_B = W_B - \frac{n(n+1)}{2}$$

U_A と U_B のいずれかに着目し，確率分布をつくり，$P(U)$ を考える．ここで，U と W の関係性は，第 2 項の標本のサンプルサイズに依存しているので，U の

分布は W の分布を平行移動させただけである．すなわち，統計量 U による検定と，統計量 W による検定結果は同じである．

例題 2・22 痛風の指標となっている血中尿酸を減少させる医薬品 A と B がある．尿酸を減少させる作用に，差があるのか評価するために，痛風患者 6 人に対して，医薬品 A もしくは B を服用してもらった．服用前後での尿酸値の変化は次表になった．医薬品 A と医薬品 B の尿酸減少作用に，差があるのか，有意水準 $\alpha = 0.05$ で検定せよ．なお，二つの母集団の母分散は等しいとする．

	尿酸値の変化〔mg/dL〕		
医薬品 A	-0.6	-1.1	-0.4
医薬品 B	-0.3	-0.8	-0.7

解答 $_6C_3 = 20$ 通りの組合わせがあり，順位和 W_A の値とその確率は下表になる．

W_A	6	7	8	9	10	11	12	13	14	15
$P(W_A = w)$	$\frac{1}{20}$	$\frac{1}{20}$	$\frac{2}{20}$	$\frac{3}{20}$	$\frac{3}{20}$	$\frac{3}{20}$	$\frac{3}{20}$	$\frac{2}{20}$	$\frac{1}{20}$	$\frac{1}{20}$

測定値から，順位和 $W_A = 1+4+5 = 10$ より，$P(W \leq 10) = (1+1+2+3+3)/20 = 0.5$ となる．両側検定より，p 値は 0.5×2 で 1 となり，有意水準 $\alpha = 0.05$ から，帰無仮説が受容され，医薬品 A と B で尿酸を減少させる作用に差があるとはいえない．

2・6・3　ウィルコクソンの順位和検定（中心極限定理を利用）

分散が同一の二つの母集団から，大きいサンプルサイズ m, n で，対応のない標本を抽出した．各標本から，§2・6・1 と同様に W について考えていく．サンプルサイズ m, n が大きいとき，中心極限定理から標本平均は正規分布に近似しているので，

$$Z = \frac{(W - E[W])}{\sqrt{V[W]}}$$

は，標準正規分布 $N(0, 1)$ に従う．ここで，測定値に重複がない場合，$E[W]$ と $V[W]$ は，

$$E[W] = \frac{m(m+n+1)}{2}$$

$$V[W] = \frac{mn(m+n+1)}{12}$$

となる．有意水準 $\alpha = 0.05$ で左片側検定なら，$P(Z \leq -1.645) = 0.05$ を考える．

§2・6・1 のように，測定値に重複がある場合，$E[W]$ は同じだが，$V[W]$ は次のようになる．

$$V[W] = \frac{mn(m+n+1)}{12} - \frac{mn}{12(m+n)(m+n-1)} \sum_{i=1}^{g} t_i(t_i^2 - 1)$$

g は同じ順位になったグループの数，t_i は i 番目のグループにおける同順位の測定値の個数を示す．§2・6・1 のデータでは，重複した順位は一つで，三つの測定値が重複したので，$g = 1$，$t_1 = 3$ となる．

2・6・4 ウィルコクソンの符号付き順位検定

ウィルコクソンの符号付き順位検定 Wilcoxon signed-rank test

この仮説検定は，等分散の母集団から抽出した標本が，対応のあるデータであるとする．例として，6 匹のマウスに，糖尿病を誘導させ，糖尿病による飲水量増大が起こっているか評価したいとする．そのために，マウスの飲水量を測定した（表2・17）．

表2・17　糖尿病誘導前後の飲水量

	飲水量〔mL/day〕					
誘導前	2.4	2.7	2.1	1.8	2.3	2.0
誘導後	2.3	2.5	2.9	2.6	3.3	3.1

病態誘導前の測定値を $X_1, X_2, \cdots, X_6$，母集団の分布関数を F_X，病態誘導後の測定値を $Y_1, Y_2, \cdots, Y_6$，母集団の分布関数を F_Y とする．帰無仮説と対立仮説は，下記に設定する．

H$_0$: 糖尿病の誘導前後で飲水量に変化はない（$F_X = F_Y$）．
H$_1$: 糖尿病の誘導により，飲水量が増大する．

これらは，対応のあるデータなので，Z とおく．

$$Z_i = X_i - Y_i, \quad i = 1, 2, \cdots, 6$$

Z_i の絶対値を昇順に並べて，その順位を R_j とする．その後，Z_i の符号が正であるものを対象にした順位和を T^+，Z_i の符号が負であるものを対象にした順位和を T^- とする．

$$T^+ = \sum_{Z_i > 0} R_j \quad T^- = \sum_{Z_i < 0} R_j$$

糖尿病を誘導したデータにおける Z 値と順位は表2・18になり，T^+ と T^- は下記になる．

表2・18　糖尿病を誘導したデータの順位と Z 値

順位 (R_j)	1	2	3	4	5	6
Z_i	0.1	0.2	−0.8	−0.8	−1.0	−1.1

$$T^+ = 1 + 2 = 3 \quad T^- = 3.5 + 3.5 + 5 + 6 = 19$$

T^+ もしくは T^- を統計量として用いて，仮説検定を行う．ここでは，T^+ の確率分布を考える．$Z_1 \sim Z_6$ のうち，符号が正になるのは，6 個のうち 0 個，6 個

のうち1個，…，6個のうち6個のいずれかである．これより，正の符号になるのは，64通りある．

$$_6C_0 + {}_6C_1 + {}_6C_2 + \cdots + {}_6C_6 = 64$$

64通りの，それぞれの場合でT^+を求めて，整理した結果が表2・19になる．

表2・19 T^+とその確率分布

T^+	0	1	2	3	4	5	⋯	21
$P(T^+ = t)$	$\frac{1}{64}$	$\frac{1}{64}$	$\frac{1}{64}$	$\frac{2}{64}$	$\frac{2}{64}$	$\frac{3}{64}$	⋯	$\frac{1}{64}$

いずれの組合わせも同様に確からしく，1/64の確率で得られるので，T^+の確率$P(T^+ = t)$が求められる．これが帰無仮説のもとで考えられるT^+の確率分布である．

ここで，測定値から$T^+ = 3$なので，$P(T^+ \leq 3)$を求めると，下記になる．

$$P(T^+ = 0) + P(T^+ = 1) + P(T^+ = 2) + P(T^+ = 3) = 5/64 = 0.0781$$

有意水準$\alpha = 0.05$で，実現値から$p > 0.05$のため，帰無仮説は受容される．

例題 2・23 上記のマウスで，血糖値を調べると下表になった（単位：mg/dL）．この結果から，糖尿病誘導により，血糖値が増大したか，有意水準$\alpha = 0.05$で検定せよ．

誘導前	180	174	189	182	188	190
誘導後	218	206	210	201	230	199

解答 誘導前後の血糖値データから，Z値は$-38, -32, -21, -19, -42, -9$である．

$$T^+ = 0 \qquad T^- = 1+2+3+4+5+6 = 21$$

有意水準$\alpha = 0.05$のとき，$P(T^- \geq 21) = 1/64 = 0.015$で，帰無仮説が棄却され，糖尿病の誘導により，血糖値は増大したことが示唆される．

2・6・5 ウィルコクソンの符号付き順位検定（中心極限定理を利用）

等分散性をもつ二つの母集団から，サンプルサイズnで，対応のある標本を抽出した．これらの標本から，§2・6・4と同様にT^+について考えていく．サンプルサイズnが大きいとき，中心極限定理から標本平均は正規分布に近似しており，T^+を標準化した，

$$Z = \frac{T^+ - E[T^+]}{\sqrt{V[T^+]}}$$

は，標準正規分布$N(0,1)$に従う．ここで，$E[T^+]$と$V[T^+]$は次式で求められる．

$$E[T^+] = \frac{n(n+1)}{4}$$

$$V[T^+] = \frac{n(n+1)(2n+1)}{24}$$

ここから，有意水準 $\alpha = 0.05$ で左片側検定なら，$P(Z \leq -1.645) = 0.05$ となる．

2・7 分散分析と多重比較

本節は，繰返し仮説検定を行うときの危険性（多重性の問題）と，三つ以上の群を対象にした仮説検定について学習する．多重性の問題では，仮説検定の過誤および，問題に対処する方法を説明する．三つ以上の群を対象にした仮説検定では，すべての群を対象にした仮説検定（分散分析）と，全群のうち二つの群間を対象にした仮説検定（多重比較）を説明する．

2・7・1 多重性の問題

§2・4・1に説明したが，統計的仮説検定では過誤が起こる可能性がある．

1. H_0 が正しいにも関わらず，棄却してしまう誤り（α error）
2. H_0 が正しくないにも関わらず，H_0 を受容してしまう誤り（β error）

このなかでも，α error は次のような場合に発生してしまう．

i. 何度も繰返して仮説検定を行うとき
ii. 三つ以上の群を比較するとき（A 群 vs B 群 vs C 群）

ii. については，§2・7・2以降にて説明する．i. は，2万個程度の遺伝子の発現量が，二つの群で変化しているか検定するときなど，複数のアウトカムについて検定するときに発生する．たとえば，糖尿病モデルマウスの肝臓で，どのような遺伝子の発現が変化しているか評価するために，2万個の遺伝子発現量を調査した．コントロール群と糖尿病モデル群は 4 匹ずつで，それぞれ X_i, Y_j とする．表2・20 は結果の一部で，セルの数字は，各遺伝子の発現量を示している．

表 2・20　糖尿病モデルマウスの肝臓の遺伝子発現量

	X_1	X_2	X_3	X_4	Y_1	Y_2	Y_3	Y_4
遺伝子 1	1.0	1.2	1.1	0.9	1.3	1.1	1.2	1.3
遺伝子 2	0.4	0.7	0.5	0.6	1.6	1.8	1.4	1.5
遺伝子 3	1.6	1.7	1.4	1.2	1.3	1.0	0.9	1.1
⋮	⋮	⋮	⋮	⋮	⋮	⋮	⋮	⋮

このデータは対応のないデータで，各遺伝子の母集団の分布は不明なので，ノンパラメトリック検定のウィルコクソンの順位和検定で，統計的仮説検定を行っていく．このとき，X_i の順位和 W_X は，$_8C_4 = 70$ 通りの場合が考えられ，それぞ

れの場合の W_X を求めて，整理すると，W_X の確率分布は表 2・21 になる．

表 2・21 順位和 W_X とその確率分布

W_X	10	11	12	13	…	23	24	25	26
$P(W_X = w)$	$\frac{1}{70}$	$\frac{1}{70}$	$\frac{2}{70}$	$\frac{3}{70}$	…	$\frac{3}{70}$	$\frac{2}{70}$	$\frac{1}{70}$	$\frac{1}{70}$

各遺伝子における，帰無仮説と対立仮説は下記に設定する．

H$_0$：糖尿病により，遺伝子の発現量は変化していない．
H$_1$：糖尿病により，遺伝子の発現量は変化している．

有意水準 $\alpha = 0.05$ とし，それぞれの遺伝子でウィルコクソンの順位和検定を行い，帰無仮説が棄却するか考えていく．遺伝子の数だけ，帰無仮説が設定されるので，2 万個の遺伝子があるときは，2 万個の帰無仮説が存在する．この遺伝子発現の仮説検定のように，何度も検定すると，仮説検定全体として誤って棄却してしまう確率が大きくなる（α error）．たとえば，三つの遺伝子を検定したとき，すなわち，3 回仮説検定を行ったとき，1 度も過誤を起こさない確率は，

$$(1-0.05) \times (1-0.05) \times (1-0.05) = (1-0.05)^3 = 0.8573$$

となる．また，少なくとも 1 回は検定で帰無仮説を誤って棄却してしまうことを **FWE**（familywise error）といい，FWE の確率を **FWER**（FWW rate）という．この FWER は，

$$\text{FWER} = 1 - 0.8573$$
$$= 0.1427$$

となり，仮説検定全体として，約 14%の確率で帰無仮説を誤って棄却してしまう．

この多重検定の問題を 2 万個の遺伝子を対象に，1 度も過誤を起こさない確率は，

$$(1-0.05)^{20000} = 3.0 \times 10^{-446}$$

となり，ほぼ 0 であり，FWER≈1 となってしまう．

この多重検定の問題を解決する方法は，おもに 2 種類ある．

1. FWER ≤ 有意水準 α となるように，FWER を制御して，補正を行う方法
2. 帰無仮説が誤って棄却された過誤の割合を制御して，補正を行う方法

1. の FWER を制御する方法は，α error が起こらないようにするので，α error がほとんどの可能性で起こらない代わりに，帰無仮説が棄却されづらくなる．2. の帰無仮説が誤って棄却された過誤の割合を **FDR**（False Discovery Rate）という．FDR を制御する方法は，α error が起こることを，ある程度で許

容している．それぞれの制御法にはさまざまな方法が考案されているが，本書では三つについて紹介する．

1. の補正法として，Bonferroni の方法，Holm の方法
2. の補正法として，Benjamini and Hochberg の方法（BH 法）

Bonferroni の方法
Bonferroni correction

a. FWER を制御する方法　　**Bonferroni の方法**は，各検定の有意水準 α を検定回数で割ったものである．たとえば，三つの遺伝子に対して仮説検定をする予定で，有意水準 $\alpha = 0.05$ とするならば，検定の有意水準を $0.05/3 = 0.0166$ とする．これにより，1 度も過誤を起こさない確率は，

$$(1-0.05/3)^3 = 0.9508$$

となり，FWER は，

$$\text{FWER} = 1-0.9508 = 0.0492$$

となるので，FWER が設定した有意水準 α と同程度になっていることがわかる．
表 2・20 のデータで考えると，遺伝子 $1, 2, 3$ における X_i の順位和 W_X は 12, 10, 25 なので，両側検定の p 値は $0.114, 0.0285, 0.0571$ となる．有意水準 $\alpha = 0.05$ としたとき，単純な仮説検定と Bonferroni の方法による仮説検定の結果を**表 2・22** に示す．

表 2・22　単純な仮説検定と Bonferroni の方法による仮説検定の比較

	p 値	仮説検定の有意水準 α	Bonferroni の有意水準 α^*
遺伝子 1	0.114	$\alpha = 0.05$（帰無仮説を受容）	$\alpha^* = 0.0166$（帰無仮説を受容）
遺伝子 2	0.0285	$\alpha = 0.05$（帰無仮説を棄却）	$\alpha^* = 0.0166$（帰無仮説を受容）
遺伝子 3	0.0571	$\alpha = 0.05$（帰無仮説を受容）	$\alpha^* = 0.0166$（帰無仮説を受容）

Bonferroni の方法は保守的な FWER の設定となっているので，帰無仮説が棄却される可能性は低い．Bonferroni の方法による FWER の補正を緩くしたのが，**Holm の方法**である．Holm の方法では各遺伝子の p 値により，有意水準 α が変化する．

Holm の方法 Holm correction

Holm の有意水準 α の決定方法は以下の順序で行う．

① 通常通り仮説検定を行い，p 値を求める．
② p 値を昇順に並べて，$p_1, p_2, \cdots, p_K$ と通し番号をつける．
③ 事前に定めた有意水準 α を用いて，各検定の有意水準 α_K^* を，次式で求めていく．

$$\alpha_1^* = \alpha/K \quad \alpha_2^* = \alpha/(K-1) \quad \cdots \quad \alpha_{K-1}^* = \alpha/(K-(K-2)) \quad \alpha_K^* = \alpha$$

有意水準 $\alpha = 0.05$ とし，Holm の方法を遺伝子 $1, 2, 3$ に適応すると，**表 2・23** になる．なお，データは遺伝子 $1, 2, 3$ だけであると考えて，計算している．

表 2・23　単純な仮説検定と Holm の方法による仮説検定の比較

	p 値	仮説検定の有意水準 α	Holm の有意水準 α^*
遺伝子 1	0.114	$\alpha = 0.05$（帰無仮説を受容）	$\alpha^* = 0.05$（帰無仮説を受容）
遺伝子 2	0.0285	$\alpha = 0.05$（帰無仮説を棄却）	$\alpha^* = 0.0166$（帰無仮説を受容）
遺伝子 3	0.0571	$\alpha = 0.05$（帰無仮説を受容）	$\alpha^* = 0.025$（帰無仮説を受容）

これにより，1 度も過誤を起こさない確率および，FWER は，

$$(1-0.05) \times (1-0.0166) \times (1-0.025) = 0.9109$$
$$\text{FWER} = 1 - 0.9109 = 0.0891$$

となる．FWER より，Bonferroni の方法と比較して，Holm の方法では，FWER の制限が緩くなっていることが確認できる．α error をできる限り，発生しないような検定を行いたいということならば，Bonferroni の方法や Holm の方法は，大変有効である．

しかし，α error をある程度，許容してもよいので，多くの可能性を提示したいと考える研究もある．その例が，先述した網羅的な遺伝子発現の解析である．この遺伝子発現解析の目的は，糖尿病で変化した可能性のある遺伝子を見つけてくることである．そのため，2 万個の遺伝子の解析結果が，そのまま研究結果に反映されるのではなく，それが本当に正しいのか別の解析を交えて総合的に判断していく．そのため，網羅的な遺伝子発現解析は，その後の解析の足掛かりとして使っており，多くの可能性が提示された方がよい．このように，α error が起こるのを許容する方法で，統計的仮説検定を行うのが，次で紹介する FDR の制御である．

b. FDR を制御する方法　本来は未知であるが，説明のために，真の帰無仮説がいくつ存在し，統計的仮説検定で，いくつの帰無仮説が棄却されたのかが明らかになっているとする（表 2・24）．

表 2・24　真の帰無仮説と棄却された帰無仮説の数

	受容	棄却	計
帰無仮説が正しい	U	V (α error)	m_0
帰無仮説が誤り	T (β error)	S	$m - m_0$
計	$m - R$	R	m

表 2・24 にならい，m 回の仮説検定を実施した結果，R 個の帰無仮説が棄却され，$m-R$ 個が帰無仮説を受容したとする．このとき，FWER は，少なくとも 1 回は検定で帰無仮説を誤って棄却してしまう割合なので，

$$\text{FWER} = P(V \geq 1)$$

となる．一方で，FDR は，帰無仮説が誤って棄却された過誤の割合なので，

$$\text{FDR} = E[Q] \quad Q = V/R$$

となる．実際のデータでは，R はわかるが，V はわからない．そこで，FDR を使った統計的仮説検定では，下記の順番で帰無仮説が棄却されるか考える．

① 研究前に，FDR を 0.05 や 0.01 などに設定する（有意水準 α も事前に設定する）．
② 有意水準 α をもとに，帰無仮説が棄却されるか仮説検定を行い，p 値を得る．ここで，一部の仮説検定では，α error が起こっている可能性がある．
③ p 値をもとに，仮説検定全体の FDR が設定した値になるように，調整する．有意水準 α で棄却された検定結果に，α error が起こっているか判定して，α error が起こっていると判断されたら，帰無仮説を受容する．

FDR の 0.05 や 0.01 とは，棄却された帰無仮説の中に 5% もしくは 1% の確率で α error が起こっていることを許容している．そのため，FWER よりも帰無仮説が棄却されやすく，対立仮説が受容されやすい方法になっているので，使う際には注意する．

Benjamini and Hochberg の方法 Benjamini and Hochberg procedure

この FDR を制御する方法として，**Benjamini and Hochberg の方法**（BH 法）がある．BH 法では，統計的仮説検定により求められた p 値を昇順に並べて，順に $p_1, p_2, \cdots, p_K$ とする．この p 値から，次式で q 値を求める．

$$q_1 = p_1 \times K/1 \quad q_2 = p_2 \times K/2 \quad \cdots \quad q_K = p_K \times K/K$$

この q_i 値が，事前に定めた FDR より大きいとき，p_i 値が棄却域に入っていたとしても，α error が起こっていると考えて，帰無仮説を受容する．

前項の遺伝子 1, 2, 3 を用いて，BH 法による q 値を計算する．FDR = 0.05 とする（表 2・25）．

表 2・25 単純な仮説検定と BH 法による q 値の比較

	p 値	有意水準 α	q 値
遺伝子 1	0.114	$\alpha = 0.05$（帰無仮説を受容）	0.114（帰無仮説を受容）
遺伝子 2	0.0285	$\alpha = 0.05$（帰無仮説を棄却）	0.0855（帰無仮説を受容）
遺伝子 3	0.0571	$\alpha = 0.05$（帰無仮説を受容）	0.0856（帰無仮説を受容）

2・7・2 分散分析

痛みを抑制する医薬品を評価するために，痛みを誘導したモデルマウスの痛みの閾値を調査した．マウスの体重当たりの医薬品投与量で三つの群に分け，閾値を測定した（I：0.1 µg/kg，II：0.5 µg/kg，III：1.0 µg/kg）．痛みの閾値は小さいほど，痛みを感じている（表 2・26，単位：g）．

表 2・26 痛みを誘導したモデルマウスの痛みの閾値

I	II	III
5.2	10.1	12.1
4.3	9.4	11.3
4.1	9.8	13.4
4.9	9.6	12.5
	10.2	11.5

分散分析では，因子と水準数を設定する．**因子**は，データを分けている要因のことで，"医薬品の投与量"が因子となる．**水準数**は，因子数のことで，3が水準数となる．因子と水準数を使って，データ全体の分散を二つに分けて考える．

1. 水準間の分散（群間の分散）
2. 水準内の分散（群内の分散）

分散分析では，分散をもとに母平均に違いがあるかを検定するので，

H_0：すべての群の母平均は等しい．
H_1：いずれかの群の母平均は，他の群と異なる．

と設定して，統計的仮説検定を行う．分散分析の仮説検定では，水準間の分散と水準内の分散を用いて，統計量 F を考える．なお，X, Y は確率変数で，それぞれの自由度を df_X, df_Y とすると，統計量 F は自由度 (df_X, df_Y) の F 分布に従う．

$$F = \frac{X/m_X}{Y/m_Y} = \frac{水準間の分散}{水準内の分散} = \frac{水準間の偏差平方和/df_X}{水準内の偏差平方和/df_Y}$$

帰無仮説が正しいなら，水準間の分散が小さいため，統計量 F は小さくなる．自由度と有意水準 α から，F 分布の棄却域がわかるので，それをもとに測定値による統計量 F が棄却域に入るか考える．また，分散分析では，データが正規分布に従い，各水準の分散が等しいことを仮定して，検定を行うパラメトリック検定である．

a. 対応のない一元配置分散分析　　因子が一つのときの分散分析を**一元配置分散分析**という．水準数が k 個あり，各水準のサンプルサイズが $n_1, n_2, \cdots, n_k$ になっていたとする（表 2・27）．

分散分析 analysis of variance: ANOVA

一元配置分散分析 one-way analysis of variance: one-way ANOVA

表 2・27　k 個の水準数の各水準の平均値

水準 1	水準 2	$\cdots$	水準 k
x_{11}	x_{12}	$\cdots$	x_{1k}
x_{21}	x_{22}	$\cdots$	x_{2k}
$\vdots$	$\vdots$	$\cdots$	$\vdots$
$x_{n_1 1}$	$x_{n_2 2}$	$\cdots$	$x_{n_k k}$

このとき，測定値から各水準の平均値 $\bar{x}_j (j = 1, 2, \cdots, k)$ と，全データの平均 M は，

$$\bar{x}_j = \frac{1}{n_j} \sum_{i=1}^{n_j} x_{ij}$$

$$M = \frac{1}{k} \sum_{j=1}^{k} \bar{x}_j = \frac{1}{N} \sum_{j=1}^{k} \sum_{i=1}^{n_j} x_{ij}$$

となる．N は全データ数をさす．全データの偏差平方和 S_T は，次式になる．

$$S_T = \sum_{j=1}^{k}\sum_{i=1}^{n_j}(x_{ij}-M)^2$$
$$= \sum\sum((\bar{x}_j-M)+(x_{ij}-\bar{x}_j))^2$$
$$= \sum\sum(\bar{x}_j-M)^2 + 2\sum\sum(\bar{x}_j-M)(x_{ij}-\bar{x}_j) + \sum\sum(x_{ij}-\bar{x}_j)^2$$
$$= \sum_{j=1}^{k}n_j(\bar{x}_j-M)^2 + 0 + \sum_{j=1}^{k}\sum_{i=1}^{n_j}(x_{ij}-\bar{x}_j)^2$$

S_T の第1項は，データ全体の平均 M と各水準の平均 $\bar{x}_j$ と比較しているので，水準間の偏差平方和と考えられる．第3項は，水準内の偏差平方和と考えられるので，

$$S_T = S_B + S_W$$

となる．S_B は水準間，S_W は水準内の偏差平方和を示している．また，S_B と S_W は，χ^2 分布に従い，それぞれの自由度は，$df_B = k-1$，$df_W = N-k$ となる．これらより，統計量 F は次式になる．

$$F = \frac{S_B/(k-1)}{S_W/(N-k)}$$

統計量 F は自由度 $(k-1, N-k)$ の F 分布に従う．また，データ全体の自由度 df_T は，$df_T = df_B + df_W$ の関係性にある．

表2・26 の痛みの閾値に関するデータで一元配置分散分析を考えていく．

$$S_B = 4(4.625-9.171)^2 + 5(9.82-9.171)^2 + 5(12.16-9.171)^2 = 129.441$$
$$S_T = (5.2-9.171)^2 + (4.3-9.171)^2 + \cdots + (11.5-9.171)^2 = 133.509$$
$$S_W = S_T - S_B = 4.068$$

ここで，有意水準 $\alpha = 0.05$ として，自由度 $(2, 11)$ の F 分布を考えると，$P(F \geq 3.98) = 0.05$ となる．測定値から $f = 175.006$ なので，棄却域に入る．その結果，帰無仮説が棄却され，対立仮説が受容されるので，いずれかの群の母平均は，他の群と異なることが示唆される．また，分散分析では，表2・28 の分散分析表で表現されることもある．

表2・28 分散分析表

	平方和	自由度	平均平方	F 値
水準間	S_B	$k-1$	$S_B/(k-1)$	$\dfrac{S_B/(k-1)}{S_W/(N-k)}$
残差	S_W	$N-k$	$S_W/(N-k)$	

例題2・24 医薬品の評価をするために，マウスを4群に分け，1群当たり6匹のマウスを評価した結果，$S_B = 13.317$，$S_T = 38.023$ だった．このとき，いずれかの群の母平均が異なっているか，$\alpha = 0.05$ で仮説検定を実施せよ．

解答 6匹/群，4群で構成されているので，$N=24$, $k=4$ である．実現値 f は次式になる．

$$f = \frac{13.317/(4-1)}{(38.023-13.317)/(24-4)} = 3.59$$

$P(F \geq F_{3,20}(0.05)) = P(F \geq 3.10) = 0.05$ より，$F>3.10$ が棄却域である．実現値 (3.59) から帰無仮説は棄却され，いずれかの群の母平均が異なっていることが示唆される．

例題 2・25 食事で糖尿病モデルマウスを誘導する方法があるので，食事内の脂質割合を変えて，マウスへ与えた（I：50%，II：55%，III：60%）．このとき，糖尿病の指標である血液中の HbA1c を測定した（単位：%）．食事の脂質割合を変えると，HbA1c の値が変化するか，有意水準 $\alpha = 0.05$ で，検定せよ．なお，HbA1c は高いほど，長期間，血糖値が高い状態である．

I	II	III
12.2	12.1	12.1
9.3	11.3	15.4
10.1	13.4	16.8
12.9	12.5	14.6
11.8	11.5	14.2

解答 $M = 12.68$, $S_T = 54.024$, $S_B = 30.252$, $N = 15$, $k = 3$ より，実現値 f は次式になる．

$$f = \frac{30.252/(3-1)}{(54.024-30.252)/(15-3)} = 7.635$$

$P(F \geq F_{2,12}(0.05)) = P(F \geq 3.89) = 0.05$ より，$F>3.89$ が棄却域である．実現値 (7.635) から帰無仮説は棄却され，いずれかの食事の脂質により，HbA1c が変化していることが示唆される．

b. 対応のある一元配置分散分析 疼痛抑制作用のある医薬品は，数時間すると疼痛抑制効果がなくなる．それが本当か確かめるために，痛みが継続する慢性疼痛のモデルマウスに対し，医薬品を 1.0 µg/kg 投与した．医薬品を投与してから，3, 6, 9 時間後における痛みの閾値を測定した（表 2・29）．因子は，"投与後の時間" で水準数は 3 となる．

表 2・29 医薬品投与後の痛みの閾値

マウス	痛みの閾値〔g〕		
	3 時間後	6 時間後	9 時間後
1	7.9	13.3	12.8
2	7.5	12.7	13.4
3	6.9	11.9	12.1
4	6.1	10.4	11.9
5	7.4	12.9	13.2

帰無仮説と対立仮説は，下記に設定する．

H_0：閾値は，どの時間でも同じである（疼痛抑制作用は，長期間作用する）．

H$_1$: いずれかの時間で閾値が異なる（疼痛抑制作用が，いずれかの時間で消失する）．

対応のないデータでは，個体差がわからないので，残差（水準内）の偏差平方和 S_W に個体差の変動を含めて，仮説検定を行っている．しかし，対応のあるデータでは個体差がわかるので，S_W から個体差の変動を除いた S_W^* を用いて，仮説検定を行う．個体差による変動は，帰無仮説から，水準間で変わらない．すなわち，個体 i の平均 $\bar{x}_i$ は水準間に関係なく，同一である．$\bar{x}_i$ は水準数 k，個体数 n を用いて，次式になり，すべての水準で同一である．

$$\bar{x}_i = \frac{1}{k} \sum_{j=1}^{k} x_{ij}$$

$\bar{x}_i$ とデータ全体の平均 M を用いて，個体差の偏差平方和 S_d を求めると，次式になる．

$$S_d = \sum_{i=1}^{n} k(\bar{x}_i - M)^2$$

S_d の自由度は $n-1$ であり，個体差を除いた S_W^* で F を考えると，次式になる．

$$F = \frac{S_B/(k-1)}{(S_W^*/((N-k)-(n-1))} \qquad S_W^* = S_W - S_d$$

表 2・29 のデータで，それぞれの値を求めると，$S_B = 94.117$，$S_T = 103.049$，$S_W = 8.932$，$S_d = 7.649$，$S_W^* = 1.283$ となる．ここで，有意水準 $\alpha = 0.05$ として，自由度 $(2, 8)$ の F 分布を考えると，$P(F \geq 4.46) = 0.05$ となる．測定値から $f = 293.42$ なので，棄却域に入る．その結果，帰無仮説が棄却され，対立仮説が受容される．

例題 2・26 短期間の痛み（急性疼痛）は，痛みのピークの後，痛みが落ち着いていく．マウスへ疼痛を誘導してから 1, 3, 6 時間後に痛みの閾値を調べた．この結果から，このモデルマウスは，急性疼痛モデルとして適しているか，有意水準 $\alpha = 0.05$ として，仮説検定により判断せよ．

マウス	痛みの閾値〔g〕		
	1時間後	3時間後	6時間後
1	6.1	10.3	12.2
2	8.2	11.7	13.7
3	7.9	11.9	12.9
4	7.1	10.4	11.9

解 答 $M = 10.358$，$S_T = 67.029$，$S_B = 60.326$，$S_d = 5.983$，$N = 12$，$k = 3$，$n = 4$ より，$S_W = S_T - S_B = 6.703$，$S_W^* = S_W - S_d = 0.720$ となるので，実現値 f は次式になる．

$$f = \frac{60.326/(3-1)}{0.721/((12-3)-(4-1))} = 251.36$$

$P(F \geq F_{2,6}(0.05)) = P(F \geq 5.14) = 0.05$ より，$F > 5.14$ が棄却域である．実現値 (251.36) から帰無仮説は棄却され，いずれかの時間で痛みの閾値が変化していることが示唆され，急性疼痛モデルとして適している可能性がある．

c. 二元配置分散分析

因子が二つのときの分散分析を**二元配置分散分析**といい，一元配置分散分析と同じように，データは正規分布に従い，分散が等しいことを仮定している．ここで，疼痛誘導マウスの体重に合わせて，疼痛抑制医薬品の投与量を分け（I: 0.1 µg/kg, II: 0.5 µg/kg, III: 1.0 µg/kg），それぞれの投与量にて雌雄でも分け，痛みの閾値を評価した（表2・30）．

表2・30 医薬品投与量と雌雄の違いによる痛みの閾値〔g〕

	I	II	III
雄	5.2	10.1	12.1
	5.1	9.9	13.3
	4.9	9.8	12.6
雌	4.4	9.1	11.5
	4.1	8.9	12.5
	4.2	9.2	12.3

二元配置分散分析 two-way ANOVA

"医薬品の投与量"と"雌雄"の二つの因子が，疼痛抑制医薬品の抑制作用へ影響を与えている．また，二つの因子の組合わせによる影響もあり，これを**交互作用**という．医薬品の投与量と雌雄の交互作用は，雌雄で医薬品投与量の効果が変化していれば，交互作用があると考えられる．

各因子の水準間の偏差平方和 S_{B1}, S_{B2} は，下記のように因子ごとに着目して求める．

投与量に着目（S_{B1}）：水準数3，水準のデータ数6，自由度2
雌雄に着目（S_{B2}）：水準数は2，水準のデータ数9，自由度1

交互作用の水準数（因子1の水準数×因子2の水準数）は6，データ数は3である．

| 0.1 µg/kg の雄 ($\bar{x}_{11}$) | 0.5 µg/kg の雄 ($\bar{x}_{21}$) | 1.0 µg/kg の雄 ($\bar{x}_{31}$) |
| 0.1 µg/kg の雌 ($\bar{x}_{12}$) | 0.5 µg/kg の雌 ($\bar{x}_{22}$) | 1.0 µg/kg の雌 ($\bar{x}_{32}$) |

交互作用の各水準の平均 $\bar{x}$ と，全データ平均 M で偏差平方和 S_{Be} を求めるとき，S_{B1} と S_{B2} の影響を排除する．交互作用の各水準の平均 $\bar{x}$，各水準のデータ数を n，データ全体の平均 M，因子1の水準を i，因子2の水準を j としたとき，S_{Be} は，次式になる．

$$S_{Be} = \sum_{i=1}^{3} \sum_{j=1}^{2} n_{ij}(\bar{x}_{ij} - M)^2 - S_{B1} - S_{B2}$$

交互作用の自由度は，各因子の水準数から，$(3-1) \times (2-1) = 2$ となる．また，全データの偏差平方和 S_T の関係性より，残差（水準内）の偏差平方和 S_W が求められる．

$$S_T = S_B + S_W$$
$$S_T = S_{B1} + S_{B2} + S_{Be} + S_W$$

残差の自由度は，各因子の自由度の合計を K，投与量の水準数を k_1，雌雄の水準数を k_2 とすると，次の関係になっている．

$$N-K \quad K = N-(k_1-1)-(k_2-1)-(k_1-1)(k_2-1)$$

これより，残差の自由度は 5 となり，残差と各因子の偏差平方和から，統計量 F が求められる．それぞれの帰無仮説は下記になり，測定値から求めた統計量 F が，棄却領域に入るか判断して，帰無仮説を棄却もしくは受容する．

因子 1 H_0：因子 1 において，水準間の母平均は等しい（水準数は 3）．
因子 2 H_0：因子 2 において，水準間の母平均は等しい（水準数は 2）．
交互作用 H_0：交互作用において，水準間の母平均は等しい（水準数は 6）．

二元配置分散分析を分散分析表にまとめると，**表 2・31** になる．

表 2・31 二元配置分散分析の分散分析表

	平方和	自由度	平均平方	F 値
因子 1 水準間	S_{B1}	k_1-1	$S_{B1}/(k_1-1)$	$\dfrac{S_{B1}/(k_1-1)}{S_W/(N-K)}$
因子 2 水準間	S_{B2}	k_2-1	$S_{B2}/(k_2-1)$	$\dfrac{S_{B2}/(k_2-1)}{S_W/(N-K)}$
交互作用水準間	S_{Be}	$(k_1-1)(k_2-1)$	$\dfrac{S_{Be}}{(k_1-1)(k_2-1)}$	$\dfrac{S_{Be}/(k_1-1)(k_2-1)}{S_W/(N-K)}$
残　差	S_W	$N-K$	$S_W/(N-K)$	

例題 2・27 表 2・30 をもとに，疼痛抑制薬品と雌雄の二元配置分散分析において，各因子と交互作用の帰無仮説と対立仮説を考えよ．また，F 値の結果から，帰無仮説がどうなるか検定せよ．なお，有意水準 $\alpha = 0.05$ とする．

解　答
疼痛抑制薬の投与量（因子 1）
　H_0：投与量の違いで痛みの閾値は変化しない．
　H_1：いずれかの投与量で，痛みの閾値が変化する．

雌雄（因子 2）
　H_0：雌雄の違いにより，痛みの閾値は変化しない．
　H_1：雌雄により，痛みの閾値が変化する．

交互作用
　H_0：投与量と雌雄の違いにより，痛みの閾値は変化しない．
　H_1：投与量と雌雄の違いにより，痛みの閾値が変化する．

$M = 8.844$，$S_T = 187.404$，$S_{B1} = 183.281$，$S_{B2} = 2.569$，$\sum\sum n_{ij}(\bar{x}_{ij}-M)^2 = 185.931$，$K = 13$ より，$S_{Be} = 185.931 - S_{B1} - S_{B2} = 0.081$，$S_W = S_T - S_{B1} - S_{B2} - S_{Be} = 1.473$ となる．

因子 1：$f = \dfrac{183.281/2}{1.473/(18-13)} = 311$，$P(F \geq F_{2,5}(0.05)) = P(F \geq 5.79) = 0.05$

因子2: $f = \dfrac{2.568/1}{1.473/(18-13)} = 8.72, \quad P(F \geq F_{1,5}(0.05)) = P(F \geq 6.61) = 0.05$

交互作用: $f = \dfrac{0.081/2}{1.473/(18-13)} = 0.137, \quad P(F \geq F_{2,5}(0.05)) = P(F \geq 5.79) = 0.05$

以上より，因子1と因子2の帰無仮説は棄却され，交互作用の帰無仮説は受容される．

例題 2・28 例題 2・26 で，マウス 1, 4 は若齢で，マウス 2, 3 は高齢だったとする．そのとき，若齢と高齢では，医薬品の作用持続時間に差はあるのか，有意水準 $\alpha = 0.05$ で仮説検定を行い，判断せよ．なお，対応のないデータとして扱い，別々の個体とする．

解 答 $M = 10.358, S_T = 67.029, S_{B1} = 60.327, S_{B2} = 5.741, N = 12,$
$\sum\sum n_{ij}(\bar{x}_{ij} - M)^2 = 66.094, K = 7$ より，$S_{Be} = 66.094 - S_{B1} - S_{B2} = 0.026, S_W = S_T - S_{B1} - S_{B2} - S_{Be} = 0.935$ となる．

因子1: $f = \dfrac{60.327/2}{0.935/5} = 161.30, \quad P(F \geq F_{2,5}(0.05)) = P(F \geq 5.79) = 0.05$

因子2: $f = \dfrac{5.741/1}{0.935/5} = 30.7, \quad P(F \geq F_{1,5}(0.05)) = P(F \geq 6.61) = 0.05$

交互作用: $f = \dfrac{0.026/2}{0.935/5} = 0.07, \quad P(F \geq F_{2,5}(0.05)) = P(F \geq 5.79) = 0.05$

以上より，因子1と因子2の帰無仮説は棄却され，交互作用の帰無仮説は受容される．

2・7・3 多 重 比 較

分散分析では，いずれかの母平均に差があるのか示せるが，どの群間の母平均で差があるのかは不明である．これを明らかにするために，I 群 vs II 群，II 群 vs III 群，III 群 vs I 群のように，単純に t 検定やウィルコクソンの順位和検定などを行うと，多重検定による α error が起こってしまう．これを防ぐために，§2・7・1 では FWER や FDR を示した．本項では，t 検定を多重比較用に改良した Tukey-Kramer, Dunnett, Williams の三つについて紹介する．なお，いずれの方法も，統計ソフトを使うことが多いため，パーセント点を示した分布表は掲載していない．各手法には前提条件があるが，前提条件を満たしていなくとも，統計ソフトでは計算してしまう．本項で，各方法の特徴をつかみ，データに合わせて，適切に選択できるようになってほしい．

a. Tukey-Kramer Tukey-Kramer は Tukey-HSD とも表記され，一元配置分散分析で用いた残差の偏差平方和 S_W を利用しており，群の母集団は正規分布に従い，分散は等しいことを仮定している．ここで，食事の内容により血清コレステロールが変化するか，マウスを 3 群に分けて調査した（表 2・32，C: 通常食，H: 高脂肪食，L: 低脂肪食）．

表2・32 血清コレステロール値〔mg/dL〕

C	H	L
65.3	112.1	60.1
62.7	110.9	61.4
64.7	115.6	62.3
	113.1	59.5

C, H, L 群の母平均を μ_C, μ_H, μ_L，サンプルサイズを n_C, n_H, n_L，母分散を $\sigma_C^2, \sigma_H^2, \sigma_L^2$ とする．母分散はすべての群で等しいので，$\sigma^2 = \sigma_C^2 = \sigma_H^2 = \sigma_L^2$ となる．Tukey-Kramer では，すべての群間を比較するので，帰無仮説は三つ考えられる．

$$H_{0\,CH}: \mu_C = \mu_H \quad H_{0\,CL}: \mu_C = \mu_L \quad H_{0\,HL}: \mu_H = \mu_L$$

また，対立仮説も三つあり，変化するか調査したいので，両側検定となる．

$$H_{0\,CH}: \mu_C \neq \mu_H \quad H_{0\,CL}: \mu_C \neq \mu_L \quad H_{0\,HL}: \mu_H \neq \mu_L$$

$H_{0\,CH}$ を例に考える．t 検定と同様に，$\bar{Z} = \bar{X}_C - \bar{X}_H$ の期待値と分散は次式になる．

$$E[\bar{Z}] = E[\bar{X}_C - \bar{X}_H] = E[\bar{X}_C] - E[\bar{X}_H] = \mu_C - \mu_H$$
$$V[\bar{Z}] = V[\bar{X}_C - \bar{X}_H] = V[\bar{X}_C] + V[\bar{X}_H] = \sigma^2/n_C + \sigma^2/n_H = \sigma^2(1/n_C + 1/n_H)$$

$\bar{Z}$ の標準化を考え，帰無仮説が成り立つとすると，統計量 q_{CH} を次式で求められる．

$$q_{CH} = \frac{\bar{Z} - E[\bar{Z}]}{\sqrt{V[\bar{Z}]}} = \frac{(\bar{X}_C - \bar{X}_H) - (\mu_C - \mu_H)}{\sqrt{\sigma^2\left(\frac{1}{n_C} + \frac{1}{n_H}\right)}} = \frac{|\bar{X}_C - \bar{X}_H|}{\sqrt{\frac{S_W}{N-k}\left(\frac{1}{n_C} + \frac{1}{n_H}\right)}}$$

スチューデント化された範囲 studentized range

S_W は残差（水準内）の偏差平方和，N はサンプルサイズ，k は各因子の自由度の合計，$N-k$ は残差の自由度である．残差の自由度と，水準数からなる**スチューデント化された範囲**の表から，棄却域の範囲がわかるので，q_{CH} が棄却域に入るか検定する．例では，$|\bar{X}_C - \bar{X}_H| = 48.69$，$M = 80.70$，$S_T = 6567.780$，$S_B = 6547.318$，$S_W = 20.462$，$N = 11$，$k = 3$，$q_{CH} = 39.86$，$q_{HL} = 46.07$，$q_{CL} = 2.79$ となる．有意水準 $\alpha = 0.05$ では，スチューデント化された範囲の表から，$q_{0.05}(8, 3) = 4.041$ である．Tukey-Kramer では，スチューデント化された範囲の表を $(\sqrt{2})^{-1}$ 倍すると，パーセント点が求まる．すなわち，Tukey-Kramer 法では，$q_{0.05}(8, 3) = 4.041 \times (\sqrt{2})^{-1} = 2.857$ より大きい部分が棄却域となる．これらの結果より，$H_{0\,CH}, H_{0\,HL}$ は棄却され，$H_{0\,CL}$ は受容される．

Tukey-Kramer と異なる Tukey も説明する．Tukey-Kramer は各群のサンプルサイズが異なっていてもよいが，Tukey は各群のサンプルサイズが同一であることを前提としているので，統計量 q_{CH} は次式になる．なお，$n = n_C = n_H = n_L$ である．

$$q_{\mathrm{CH}} = \frac{|\bar{X}_{\mathrm{C}} - \bar{X}_{\mathrm{H}}|}{\sqrt{\dfrac{S_W}{N-k}\left(\dfrac{1}{n_{\mathrm{C}}} + \dfrac{1}{n_{\mathrm{H}}}\right)}} = \frac{|\bar{X}_{\mathrm{C}} - \bar{X}_{\mathrm{H}}|}{\sqrt{\dfrac{2S_W}{n(N-k)}}}$$

棄却域は，スチューデント化された範囲の表を $(\sqrt{2})^{-1}$ 倍せずに，そのまま用いて，統計量 q_{CH} が棄却しているか考えていく．

b. Dunnett　Dunnett は各群は正規母集団で母分散が等しいことを仮定し，すべての群間ではなく，ある基準の群と他の群を比較する．基準の群として，コントロール群がよく用いられるので，前項データ（表 2・32）の C 群を基準として考え，H 群や L 群と比較する．そのため，帰無仮説は二つ考えらえる．

$\mathrm{H}_{0\ \mathrm{CH}}: \mu_{\mathrm{C}} = \mu_{\mathrm{H}}$　　$\mathrm{H}_{0\ \mathrm{CL}}: \mu_{\mathrm{C}} = \mu_{\mathrm{L}}$

また，対立仮説も二つあり，変化するか調査したいので，両側検定となる．

$\mathrm{H}_{0\ \mathrm{CH}}: \mu_{\mathrm{C}} \neq \mu_{\mathrm{H}}$　　$\mathrm{H}_{0\ \mathrm{CL}}: \mu_{\mathrm{C}} \neq \mu_{\mathrm{L}}$

統計量は Tukey-Kramer と同様で，$q_{\mathrm{CH}} = 39.86$，$q_{\mathrm{CL}} = 2.79$ が得られる．Dunnett は，サンプルサイズに応じて，分布表が変化する．計算が複雑になるため，詳細は割愛するが，$\mathrm{H}_{0\ \mathrm{CH}}$ と $\mathrm{H}_{0\ \mathrm{CL}}$ はいずれも棄却される．以上の結果から，同じデータを用いても，Dunnett と Tukey-Kramer では異なる結果が得られることもある．

c. Williams　Williams は Dunnett と類似しており，ある基準の群と，他の群を比較している．Dunnett と異なる点は，他の群が単調に変化することを仮定している．たとえば，ある医薬品の毒性試験として，収縮期血圧を測定し，コントロール群（ctrl）と比較して毒性が生じているかを評価する（表 2・33，ctrl 群：0 μg/kg，D_1 群：1 μg/kg，D_5 群：5 μg/kg，D_{10} 群：10 μg/kg）．医薬品の毒性は，一般的に医薬品の投与量増加に伴い，単調に増大することが仮定できる．そのため，各群の母平均の関係性は，

表 2・33　収縮期血圧〔mmHg〕

ctrl	D_1	D_5	D_{10}
128	130	135	142
120	125	139	140
124	127	141	138
	128	145	139

$$\mu_{\mathrm{ctrl}} \leq \mu_{\mathrm{D}_1} \leq \mu_{\mathrm{D}_5} \leq \mu_{\mathrm{D}_{10}}$$

となることが想定される．これを最初の対立仮説とし，最初の帰無仮説は，

$$\mathrm{H}_0: \mu_{\mathrm{ctrl}} = \mu_{\mathrm{D}_1} = \mu_{\mathrm{D}_5} = \mu_{\mathrm{D}_{10}}$$

と設定する．統計量は Tukey-Kramer や Dunnett と一部異なり，μ_M を用いる．

$$q = \frac{|\mu_M - \bar{X}_{\mathrm{ctrl}}|}{\sqrt{\dfrac{S_W}{N-K}\left(\dfrac{1}{n_M} + \dfrac{1}{n_{\mathrm{ctrl}}}\right)}}$$

μ_M とは基準以外の群のうち平均値が最大値のものをさし，例では $\bar{X}_{\mathrm{ctrl}} = 124$，

$\bar{X}_{D_1} = 127.5$, $\bar{X}_{D_5} = 140$, $\bar{X}_{D_{10}} = 139.75$ となっているので,$\mu_M = 140$ となる.また,n_M は,μ_M に該当する D_5 群のサンプルサイズなので,$n_M = 4$ である.このとき,$S_W = 105.75$,$N-k = 11$ となり,$q = 6.75$ となる.この結果より,帰無仮説が棄却される.しかし,対立仮説のうち,どの ≤ の等号がなくなり,< になっているかわからない.そのため,次のステップとして帰無仮説を,

$$H_0: \mu_{\mathrm{ctrl}} = \mu_{D_1} = \mu_{D_5}$$

と設定し,統計量 q を求めて,帰無仮説が棄却できるか計算する.このとき,$M_W = 140$,$n_M = 4$,$S_W = 97.00$,$N-k = 8$ となり,$q = 6.01$ となる.この結果より,帰無仮説が棄却される.さらに,次の帰無仮説として,

$$H_0: \mu_{\mathrm{ctrl}} = \mu_{D_1}$$

を設定し,帰無仮説が棄却できるか計算する.統計ソフトで計算した結果,帰無仮説が棄却される.

Williams では,上記のように帰無仮説が棄却され続ける限り,比較する群を一つずつ減らしながら,統計的仮説検定を行う.これは単調に増減することを前提にしなければ成り立たないものであり,Williams では常に片側検定をしていることに注意する.また,上記の例では,単調に増大することを仮定しているので,μ_M は最大値を用いている.一方で,単調に減少することを仮定している場合では,μ_M は基準以外の群のうち平均値が最小値のものを用いる.

第3章　相関と回帰

学生への アドバイス　データサイエンスで学ぶおもな項目としては，データの収集，データ分析，シミュレーションと予測があげられる．本章で中心となる，回帰分析や判別分析は，"分析"という単語を使ってはいるが，その本質は，"予測"についての基礎である．一つあるいは複数の説明変数を用いて目的変数の値を予測する考え方を理解してほしい．

なお本章では行列，偏微分など高校数学以上の計算が入っている．実際の計算はコンピュータに任せるので数式一つ一つを追う必要はないが，流れをおさえることは重要である．

3・1　説明変数と目的変数

3・1・1　相関関係

多くのデータでは表にて，それぞれの数値が示されているが，表を見ただけでは，列ごとの関係性が見えづらい．そこで，列ごとの関係性を明確にするために，二次元平面に各データを配置していくとわかりやすくなる．この図のことを **散布図** という．表3・1に10〜15歳までにおける体重，身長，体重に対する脳重量の割合の18人のデータを示す．また，この表をもとに，体重-身長の散布図（図3・1）と，年齢-脳重量の割合の散布図（図3・2）をそれぞれ示す．

散布図で示されるように，10〜15歳において，体重が大きいほど，身長が高くなっている．このような関係性を **正の相関** という．一方で，年齢が高くなるほど，脳重量の割合が小さくなっている．これを **負の相関** という．また，表には示

散布図　scatter plot

正の相関　positive correlation

負の相関　negative correlation

表3・1　体重，身長，体重における脳重量の割合

年齢〔歳〕	体重〔kg〕	身長〔cm〕	脳重量の割合〔%〕	年齢〔歳〕	体重〔kg〕	身長〔cm〕	脳重量の割合〔%〕
10	35.1	140.1	3.70	13	49.1	158.4	2.64
10	34.1	142.8	4.10	13	45.7	155.1	3.06
10	37.8	138.1	3.96	13	47.8	160.1	3.13
11	38.9	145.7	3.34	14	52.3	164.9	2.48
11	40.1	145.9	3.49	14	53.9	162.8	2.59
11	40.9	149.1	3.66	14	51.0	158.1	2.94
12	43.8	152.4	2.96	15	56.2	163.7	2.31
12	42.9	155.9	3.26	15	54.1	160.1	2.40
12	41.6	150.4	3.60	15	58.1	169.1	2.58

されていないが，年齢と性別には，正の相関関係も負の相関関係もない．この関係性を**無相関**という．

無相関 no correlation

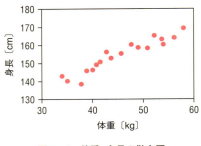

図3・1 体重-身長の散布図

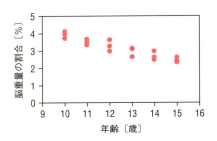

図3・2 年齢-脳重量の割合の散布図

例題3・1 表3・1から，年齢と体重の散布図を示し，それらがどのような関係性にあるか答えよ．なお，年齢を x 軸，体重を y 軸にして示せ．

解 答

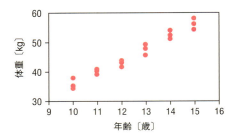

年齢と体重には，正の相関がある．

3・1・2 説明変数と目的変数

前項の散布図のように，二つの変数に正の相関や負の相関があるとき，x 軸の変数から y 軸の変数を予測できる可能性がある．たとえば，体重はわかるが，身長がわからない11歳の子どもがいたとき，図3・1の散布図を用いると，体重から身長を予測できる．このように，ある変数の値を予測したいとき，予測したい変数を**目的変数**，予測するために使用する変数を**説明変数**という．この例では，身長が目的変数で，体重が説明変数である．

目的変数 objective variable
説明変数 explanatory variable

例題3・2 年齢-脳重量の割合の散布図において，年齢から脳重量の割合を予測したいとする．このとき，説明変数と目的変数は何になるか示せ．
解 答 年齢が説明変数，脳重量の割合が目的変数になる．

目的変数を予測するにあたって，説明変数は必ずしも一つであることはない．前項の例において，身長を目的変数としたとき，体重だけでなく，年齢も説明変数として使用すると，より適切に身長を予測できる可能性がある．また，表3・1に性別情報はないが，性別を説明変数に加えると，さらに適切に身長を予測で

きるだろう．このように，目的変数を予測するにあたって，説明変数は複数あってもよく，量的変数に加えて，質的変数も使用できる．

例題 3・3 目的変数に，質的変数を使用することは可能か．
解 答 目的変数に質的変数を使用できる〔ロジスティック回帰分析（§3・4）など〕．

3・2 回 帰 分 析

本節では，既知のデータを使って，説明変数から目的変数を予測するための式を作成していく．この式を**モデル**といい，目的変数を予測するために必要になってくる．人工知能（AI）や深層学習などでもモデル作成を行い，さまざまなことを予測している．本節では，それらの基本となる**回帰分析**について，学習していく．回帰分析は，説明変数で目的変数を予測する解析手法であり，大きく二つに分けられる．

回帰分析 regression analysis

1. **単回帰分析**: 説明変数を一つ使って，目的変数を予測する．
2. **重回帰分析**: 説明変数を二つ以上使って，目的変数を予測する．

3・2・1 線形単回帰

18 人について，歩行速度〔m/sec〕，太腿の筋肉量〔kg/m^2〕，年齢，性別を**表 3・2** に示す．説明変数を太腿の筋肉量，目的変数を歩行速度としたときの単回帰分析について考える．なお，筋肉量は身長に依存するので，身長の 2 乗で割っている．

表 3・2 や**図 3・3** で示されているように，説明変数の測定値が同程度だとしても，目的変数の実測値が個体により異なることは多々ある．そのため，回帰分析では全く同じ値を得ることは難しく，誤差が出てくる．

表 3・2 歩行速度，筋肉量，年齢，性別

歩行速度〔m/sec〕	筋肉量〔kg/m^2〕	年 齢〔歳〕	性 別	歩行速度〔m/sec〕	筋肉量〔kg/m^2〕	年 齢〔歳〕	性 別
0.89	5.8	83	男	0.91	6.8	79	男
0.87	5.9	92	女	0.99	6.9	91	男
0.92	6.1	76	男	1.10	6.9	87	女
0.95	6.2	86	男	1.23	6.9	84	女
0.94	6.3	88	男	1.24	7.0	84	男
1.02	6.3	87	女	1.02	7.1	87	女
0.95	6.4	86	女	1.29	7.1	83	女
0.92	6.6	89	女	1.28	7.2	85	女
1.01	6.7	85	男	1.31	7.4	82	男

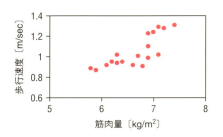

図 3・3　筋肉量-歩行速度の散布図

ここで，二つの変数の関係性が $y = ax + b$ の 1 次式の関係にあると考える．変数 x は説明変数で，変数 y は目的変数である．標本は 18 個あるので，説明変数を $x_1, x_2, \cdots, x_{18}$，目的変数を $y_1, y_2, \cdots, y_{18}$ と表す．ここで，各変数が n 個ある集団を母集団とし，各変数の関係性が 1 次式で表せると考えるとき，a, b の代わりに，

$$y_i = \beta_0 + \beta_1 x_i + \varepsilon_i \quad i = 1, 2, \cdots, n$$

と表現する．この式を**線形単回帰モデル**といい，一つの説明変数から目的変数を予測するモデルである．β_0, β_1 を**回帰係数**といい，説明変数が目的変数に与える影響の度合いを示す．$\beta_0 + \beta_1 x_i$ は母集団の説明変数と目的変数の関係性を示したもので，一つの説明変数からは一つの目的変数が求められるが，目的変数の値は個体ごとに異なる．この**誤差**を示したのが，モデルの ε_i であり，個体ごとに値は異なり，下記の特徴をもつ．

1. データごとに独立している
2. $\varepsilon_1, \varepsilon_2, \cdots, \varepsilon_n$ は，正規分布 $N(0, \sigma^2)$ に従う

この誤差が最小になる真の回帰係数 β_0, β_1 を求めたいが，母集団の全データはほとんどの場合，もっていないので，標本から回帰係数を推測する．これを式で表現すると，

$$\hat{y}_i = \hat{\beta}_0 + \hat{\beta}_1 x_i$$

となる．[^] は推定の意味を示し，説明変数 x_i から求められる目的変数 $\hat{y}_i$ は推測の値である．線形単回帰モデルでは，推定の回帰係数 $\hat{\beta}_0, \hat{\beta}_1$ を標本から求めて，目的変数の予測値 $\hat{y}_i$ が得られる．モデルによる予測値 $\hat{y}_i$ と標本の値 y_i の差が最小になるとき，説明変数で目的変数を予測できている．この y_i と $\hat{y}_i$ の差は**残差** e_i といい，誤差 ε_i と異なるので注意する．残差を最小とするために，**残差平方和（RSS）**が最小となる回帰係数を求めていく．これを**最小二乗法**といい，RSS は次式で表せられる．

$$RSS = \sum_{i=1}^{n} e_i^2 = \sum_{i=1}^{n}(y_i - \hat{y}_i)^2 = \sum_{i=1}^{n}(y_i - (\hat{\beta}_0 + \hat{\beta}_1 x_i))^2 \quad i = 1, 2, \cdots, n$$

n はサンプルサイズであり，例では $n = 18$ となる．RSS が最小となる回帰係数を求めるには，$\hat{\beta}_0$ と $\hat{\beta}_1$ でそれぞれ偏微分を行い，それぞれの偏微分の式が 0 のときの回帰係数を求める．$\partial/\partial \hat{\beta}_0$ は，$\hat{\beta}_0$ のみを変数とし，他の文字を定数と考え

て，微分することを示す．これを**偏微分**という．　　　　　　　　　　　　　　**偏微分** partial derivative

$$\frac{\partial}{\partial \hat{\beta}_0}\sum_{i=1}^{n}(y_i - \hat{\beta}_0 - \hat{\beta}_1 x_i)^2 = 2\sum_{i=1}^{n}(y_i - \hat{\beta}_0 - \hat{\beta}_1 x_i)(-1) = 0$$

$$\frac{\partial}{\partial \hat{\beta}_1}\sum_{i=1}^{n}(y_i - \hat{\beta}_0 - \hat{\beta}_1 x_i)^2 = 2\sum_{i=1}^{n}(y_i - \hat{\beta}_0 - \hat{\beta}_1 x_i)(-x_i) = 0$$

これら二つの式を整理すると，次式になる．

$\hat{\beta}_0$ の導出

$$\sum_{i=1}^{n}(y_i - \hat{\beta}_0 - \hat{\beta}_1 x_i) = 0$$

$$\sum y_i - \hat{\beta}_0 \sum 1 - \hat{\beta}_1 \sum x_i = 0$$

$$\sum y_i - \hat{\beta}_0 n - \hat{\beta}_1 \sum x_i = 0$$

$$\frac{1}{n}\sum y_i - \hat{\beta}_0 - \hat{\beta}_1 \frac{1}{n}\sum x_i = 0$$

$$\bar{y} - \hat{\beta}_0 - \hat{\beta}_1 \bar{x} = 0$$

$$\hat{\beta}_0 = \bar{y} - \hat{\beta}_1 \bar{x}$$

$\hat{\beta}_1$ の導出

$$\sum x_i(y_i - \hat{\beta}_0 - \hat{\beta}_1 x_i) = 0$$

$$\sum x_i y_i - \bar{y}\sum x_i + \hat{\beta}_1(\bar{x}\sum x_i - \sum x_i^2) = 0$$

$$\hat{\beta}_1 = \frac{\sum x_i y_i - \bar{y}\sum x_i}{\sum x_i^2 - \bar{x}\sum x_i}$$

$$\hat{\beta}_1 = \frac{\sum x_i y_i - \bar{y}\sum x_i - \bar{y}\sum x_i + \bar{y}\sum x_i}{\sum x_i^2 - \bar{x}\sum x_i - \bar{x}\sum x_i + \bar{x}\sum x_i}$$

$$\hat{\beta}_1 = \frac{\sum x_i y_i - \bar{y}\sum x_i - \frac{1}{n}\sum y_i \times \sum x_i + \bar{y}n \times \frac{1}{n}\sum x_i}{\sum x_i^2 - \bar{x}\sum x_i - \bar{x}\sum x_i + \bar{x}n \times \frac{1}{n}\sum x_i}$$

$$\hat{\beta}_1 = \frac{\sum x_i y_i - \bar{y}\sum x_i - \sum y_i \times \bar{x} + \bar{y}n \times \bar{x}}{\sum x_i^2 - 2\bar{x}\sum x_i + \bar{x}n \times \bar{x}}$$

$$\hat{\beta}_1 = \frac{\sum (x_i - \bar{x})(y_i - \bar{y})}{\sum (x_i - \bar{x})^2}$$

$[\bar{\ }]$ は平均を示し，$\bar{y}$ は目的変数の平均，$\bar{x}$ は説明変数の平均であるので，$\bar{y}=\frac{1}{n}\sum y_i$，$\bar{x}=\frac{1}{n}\sum x_i$ を利用している．この式より，線形単回帰モデルは，各変数の平均を通る1次式である．また，$\hat{\beta}_1$ については，

$$s_x = \frac{1}{n}\sum(x_i - \bar{x})^2 \qquad s_{xy} = \frac{1}{n}\sum(x_i - \bar{x})(y_i - \bar{y})$$

で示される x の標本分散 s_x，x と y の共分散 s_{xy} を使い，

$$\hat{\beta}_1 = \frac{s_{xy}}{s_x}$$

とも表せられる．表3・2の筋肉量と歩行速度から，$\bar{x}=6.644$，$\bar{y}=1.046$，$s_x=2.058\times 10^{-1}$，$s_{xy}=5.387\times 10^{-2}$ となり，$\hat{\beta}_1 = 0.2617$，$\hat{\beta}_0 = -0.692$ が求められるので，線形単回帰モデルは，

$$\hat{y}_i = \hat{\beta}_0 + \hat{\beta}_1 x_i = -0.692 + 0.2617 x_i$$

となる．これは，筋肉量が 1 kg/m^2 増加すると，歩行速度が 0.2617 m/sec 増大することを示す．また，今回の標本は筋肉量が 5.8～7.4 kg/m^2 なので，5.8以下

もしくは 7.4 以上の筋肉量で歩行速度を予測しても，誤差が大きくなる．そのため，説明変数の範囲外のデータを解析したいならば，さらにデータを収集して，新たなモデルを作成した方が，よりよい予測ができる．

例題 3・4 ある高齢者の筋肉量を調べたところ 7.3 kg/m^2 であった．この高齢者の歩行速度〔m/sec〕を，モデルから予測せよ．
解 答
$$\hat{y} = -0.692 + 0.2617 \times 7.3 = 1.218 \text{〔m/sec〕}$$

例題 3・5 表 3・1 の 10～15 歳の体重と身長のデータを使って，線形単回帰モデルを作成せよ．なお，体重を説明変数，身長を目的変数とする．
解 答
$$y_i = 101.048 + 1.158 x_i + \varepsilon_i$$
$$\hat{y}_i = 101.048 + 1.158 x_i$$

a. 回帰係数の信頼区間 最小二乗法で，回帰係数 $\hat{\beta}_0, \hat{\beta}_1$ を求めているため，回帰係数には信頼区間が存在する．それぞれの回帰係数の 95% 信頼区間を推測するために，回帰係数の期待値と分散を求めていく．その前準備として，回帰係数の式を整理していく．

$$\hat{\beta}_1 = \frac{s_{xy}}{s_x} = \frac{\frac{1}{n}\sum(x_i - \bar{x})(y_i - \bar{y})}{s_x}$$

$$= \frac{\frac{1}{n}\sum(x_i - \bar{x})((\beta_0 + \beta_1 x_i + \varepsilon_i) - (\beta_0 + \beta_1 \bar{x} + \bar{\varepsilon}))}{s_x}$$

$$= \frac{\frac{1}{n}\sum(x_i - \bar{x})(\beta_1(x_i - \bar{x}) + (\varepsilon_i - \bar{\varepsilon}))}{s_x}$$

$$= \beta_1 \frac{\frac{1}{n}\sum(x_i - \bar{x})(x_i - \bar{x})}{s_x} + \frac{\frac{1}{n}\sum(x_i - \bar{x})(\varepsilon_i - \bar{\varepsilon})}{s_x}$$

$$= \beta_1 + \frac{1}{n}\frac{\sum(x_i - \bar{x})\varepsilon_i}{s_x}$$

$$\hat{\beta}_0 = \bar{y} - \hat{\beta}_1 \bar{x} = (\beta_0 + \beta_1 \bar{x} + \bar{\varepsilon}) - \hat{\beta}_1 \bar{x} = (\beta_1 - \hat{\beta}_1)\bar{x} + \beta_0 + \frac{1}{n}\sum \varepsilon_i$$

$\beta_0, \beta_1, x_i, \bar{x}$ は定数であり，ε_i は正規分布 $N(0, \sigma^2)$ に従うので，$\hat{\beta}_0$ と $\hat{\beta}_1$ も正規分布に従う．ここで，定数 a, b で確率変数 X の期待値は，$E[aX + b] = aE[X] + b$ となる．これを用いて，

$\underline{\hat{\beta}_1 \text{ の期待値}}$

$$E[\hat{\beta}_1] = E[\beta_1] + E\left[\frac{1}{n}\frac{\sum(x_i - \bar{x})\varepsilon_i}{s_x}\right]$$
$$= \beta_1 + \frac{1}{ns_x}\sum(x_i - \bar{x})E[\varepsilon_i] = \beta_1$$

$\underline{\hat{\beta}_0 \text{ の期待値}}$

$$E[\hat{\beta}_0] = E[(\beta_1 - \hat{\beta}_1)\bar{x}] + E[\beta_0] + \frac{1}{n}\sum E[\varepsilon_i]$$
$$= \beta_1 \bar{x} - E[\hat{\beta}_1]\bar{x} + \beta_0 = \beta_0$$

となる．また，定数 a, b で確率変数 X の分散は，$V[aX+b] = a^2 V[X]$ となる．これを用いて，

$\hat{\beta}_1$ の分散

$$V[\hat{\beta}_1] = V[\beta_1] + V\left[\frac{1}{n}\frac{\sum(x_i - \bar{x})\varepsilon_i}{s_x}\right]$$

$$= 0 + \frac{\frac{1}{n^2}\sum(x_i - \bar{x})^2}{s_x^2} V[\varepsilon_i] = \frac{1}{n s_x}\sigma^2 = \frac{\sigma^2}{n s_x}$$

$\hat{\beta}_0$ の分散

$$V[\hat{\beta}_0] = V[\hat{\beta}_1]\bar{x}^2 + 0 + \frac{1}{n^2}\sum V[\varepsilon_i]$$

$$= \frac{\sigma^2}{n s_x}\bar{x}^2 + \frac{1}{n^2} n\sigma^2 = \frac{\sigma^2}{n}\left(\frac{\bar{x}^2}{s_x} + 1\right)$$

となる．σ^2 は誤差 ε_i の分散で，既知ならば，95％信頼区間が求められる．しかし，多くの場合，σ^2 は不明である．そこで，σ^2 の推定量として，残差 e_i の分散を求めると，次式になる．

$$\widehat{\sigma^2} = \frac{1}{n-2}\sum(e_i - \bar{e})^2 = \frac{1}{n-2}\sum(e_i - 0)^2 = \frac{\sum e_i^2}{n-2}$$

この式の $\bar{e}$ は，RSS における β_0 の偏微分式から，$\bar{e} = 0$ となることを利用している．

$$\sum(y_i - (\hat{\beta}_0 + \hat{\beta}_1 x_i)) = 0$$

$$\sum(y_i - \hat{y}_i) = 0$$

$$\sum e_i = 0$$

$$\frac{1}{n}\sum e_i = 0$$

$$\bar{e} = 0$$

より，また，$n-2$ は，β_0 と β_1 を推定しているので，自由度 n から 2 を引いている．以上より，$\hat{\beta}_0$ は $N\left(\beta_0, \frac{\widehat{\sigma^2}}{n}\left(\frac{\bar{x}^2}{s_x} + 1\right)\right)$ に，$\hat{\beta}_1$ は $N\left(\beta_1, \frac{\widehat{\sigma^2}}{n s_x}\right)$ に従う確率変数である．正規分布に従う回帰係数の 95％信頼区間を求めるために，回帰係数を標準化させると，

$$T = \frac{\hat{\beta}_1 - E[\hat{\beta}_1]}{\sqrt{V[\hat{\beta}_1]}} = \frac{\hat{\beta}_1 - \beta_1}{\sqrt{\widehat{\sigma^2}/n s_x}}$$

となる．回帰係数は，§2・4・1 と同様に，母集団は正規分布に従うが，母分散がわからない．そのため，統計量 T は自由度 $(n-p-1)$ の t 分布に従う．p は説明変数の個数であり，線形単回帰では $p = 1$ であるため，統計量 T は自由度 $(n-2)$ の t 分布に従う．統計量 T をもとに，β_1 の 95％信頼区間を求めると，下記になる．

$$-t_{n-2}(0.025) \leq \frac{\hat{\beta}_1 - \beta_1}{\sqrt{\widehat{\sigma^2}/n s_x}} \leq t_{n-2}(0.025)$$

$$\hat{\beta}_1 - t_{n-2}(0.025)\sqrt{\widehat{\sigma^2}/n s_x} / \leq \beta_1 \leq \hat{\beta}_1 + t_{n-2}(0.025)\sqrt{\widehat{\sigma^2}/n s_x}$$

$\hat{\beta}_0$ においても,$\hat{\beta}_1$ と同様に,95％信頼区間を求めると,下記になる.

$$\hat{\beta}_0 - t_{n-2}(0.025)\sqrt{\frac{\widehat{\sigma^2}}{n}\left(\frac{\bar{x}^2}{s_x}+1\right)} \leq \beta_0 \leq \hat{\beta}_0 + t_{n-2}(0.025)\sqrt{\frac{\widehat{\sigma^2}}{n}\left(\frac{\bar{x}^2}{s_x}+1\right)}$$

筋肉量と歩行速度の例から,95％信頼区間を求めていく(表3・2).$n=18$,$\widehat{\sigma^2}=9.098\times 10^{-3}$ より,自由度 16 の t 分布に従うので,$\hat{\beta}_0$ と $\hat{\beta}_1$ の95％信頼区間は以下になる.

$$-1.392 \leq \beta_0 \leq 7.142\times 10^{-3}$$

$$1.567\times 10^{-1} \leq \beta_1 \leq 3.668\times 10^{-1}$$

これは,筋肉量が 1 kg/m² 増加すると,平均的に歩行速度が 0.1567〜0.3668 m/sec 増大することを示す.

b. 回帰係数の統計的仮説検定　線形単回帰分析では,目的変数の予測に,説明変数を使っている.しかし,説明変数が,目的変数の予測に影響していない可能性もある.この関係性を無相関といい,数式では $\beta_1 = 0$ となり,$y = \beta_0$ になる.無相関の状態になっていないことを,統計的仮説検定を用いて,示していく.そのため,帰無仮説と対立仮説は,以下になる.

H_0：説明変数は目的変数と無相関の関係にある($\beta_1 = 0$).

H_1：説明変数は目的変数と相関関係がある($\beta_1 \neq 0$).

帰無仮説が成り立つとき,$\hat{\beta}_1$ を標準化した統計量 T は,次式になる.

$$T = \frac{\hat{\beta}_1 - E[\hat{\beta}_1]}{\sqrt{V[\hat{\beta}_1]}} = \frac{\hat{\beta}_1 - \beta_1}{\sqrt{\sigma^2/ns_x}} = \frac{\hat{\beta}_1}{\sqrt{\widehat{\sigma^2}/ns_x}}$$

表3・2の筋肉量と歩行速度データを用いて,有意水準 $\alpha = 0.05$ としたとき,$P(T \leq -t_{16}(0.025)) = P(T \leq -2.120) = 0.025$,$P(T \geq t_{16}(0.025)) = P(T \geq 2.120) = 0.025$ となるので,$T < -2.120$ と $T > 2.120$ が棄却域となる.測定値から,T の実現値 $t = 5.281$ となるので,帰無仮説が棄却され,説明変数は目的変数と相関関係にあることが示唆される.

c. 回帰モデルの当てはまりのよさ　構築したモデルが,説明変数により,目的変数をどの程度,予測できているのか考える.モデルの性能を評価する方法として,次の二つを説明する.

残差標準誤差 Residual Standard Error, RSE

決定係数 coefficient of determination, R^2

1. 残差標準誤差(**RSE**),$0 \leq RSE$
2. 決定係数(**R^2**),$0 \leq R^2 \leq 1$

RSE は,誤差 ε の分散 σ^2 の平方根,すなわち誤差 ε の標準偏差を推定している.

$$RSE = \sqrt{\sum e_i^2/(n-p-1)} = \sqrt{RSS/(n-p-1)}$$

p は説明変数の数で,線形単回帰モデルでは $p=1$ である.RSE が小さいほど,RSS が小さくなっており,残差も小さいことを示している.残差が小さいとき,

モデルによる予測値と目的変数が近似できているので，標本に対してモデルの当てはまりがよいことがわかる．筋肉量と歩行速度のモデルでは，$RSE = 9.538 \times 10^{-2}$ で RSE が 0 に近い値をとり，説明変数で目的変数を予測できている．今回の例では，RSE が小さいため，モデル性能を評価しやすかったが，RSE には上限がないので，モデルの性能評価が難しい．また，同じ標本を用いたとしても，単位を変化させると，残差が変化し，RSE も変化してしまう．

R^2 は，§2・7・2 の分散分析のように，全データの総平方和 S_T，モデルで説明できる平方和 S_Y，残差で説明される平方和 S_e に分けて考える．それぞれの平方和は，$S_T = S_Y + S_e$ の関係となっており，

$$S_T = \sum(y_i - \bar{y})^2$$
$$S_Y = \sum(\hat{y}_i - \bar{y})^2$$
$$S_e = \sum(y_i - \hat{y}_i)^2 = RSS$$

により求められる．モデル性能は，総平方和のうち，モデルで説明できる平方和の割合になるので，

$$R^2 = \frac{S_Y}{S_T} = \frac{S_T - S_e}{S_T} = 1 - \frac{S_e}{S_T}$$

となる．R^2 はデータの平方和から求めるため，目的変数の単位を変化させても，R^2 の値は変化しない．今回の例では，$R^2 = 0.635$ となり，総平方和のうち，約 6 割の平方和についてモデルで説明できている．

例題 3・6 例題 3・5 で作成した線形単回帰モデルの回帰係数の 95% 信頼区間を求め，統計的仮説検定で回帰係数が 0 となるか検定せよ．なお，有意水準 $\alpha = 0.05$ とする．また，RSE および R^2 を求めよ．

解 答

	係数の推測	標準誤差	統計量 t	下側 2.5%	上側 2.5%
$\hat{\beta}_0$	101.048	4.406	22.92	91.706	110.390
$\hat{\beta}_1$	1.158	0.0951	12.17	0.956	1.360

自由度 16 の t 分布より，$P(T \geq t_{16}(0.025)) = P(T \geq 2.120) = P(T \leq -2.120) = 0.025$ となる．統計量 T の実現値より，帰無仮説は棄却され，回帰係数は 0 ではないことが示唆される．
$RSE = 2.898$，$R^2 = 0.902$

例題 3・7 例題 3・5 で使用した身長の単位を cm から m にして，線形単回帰モデルを作成せよ．そのモデルの RSE および R^2 を求めよ

解 答
$y_i = 1.01048 + 0.01158 x_i + \varepsilon_i$
$\hat{y}_i = 1.01048 + 0.01158 \hat{x}_i$
$RSE = 0.02898$
$R^2 = 0.902$

単位を変更することで，RSE の値は変化し，R^2 の値は変化しない．RSE は 0 に近いほど，予測に適した線形回帰モデルと評価されるので，例題 3・5 のモデルより，適しているようにみえる．しかし，R^2 を比べてわかるように，モデルの予測精度は同じである．

3・2・2　線形重回帰モデル

前項では，筋肉量から歩行速度を予測していたが，年齢も説明変数として加えると，目的変数をより正確に予測できる可能性がある．そこで，説明変数を二つ以上使う**線形重回帰モデル**について考える．ここでは，18 人の成人男性について，体重〔kg〕，身長〔cm〕，平均睡眠時間〔hour〕を説明変数に，収縮期血圧〔mmHg〕を目的変数としてモデルを構築する（表 3・3）．

線形重回帰モデル multiple linear regression model

表 3・3　18 人の成人男性の収縮期血圧，体重，身長，平均睡眠時間

血圧〔mmHg〕	体重〔kg〕	身長〔cm〕	睡眠時間〔hour〕	血圧〔mmHg〕	体重〔kg〕	身長〔cm〕	睡眠時間〔hour〕
112	69.4	173.8	6.4	139	82.7	182.1	7.3
112	69.2	171.5	6.3	142	84.3	174.1	7.8
120	73.1	180.1	8.2	143	77.5	173.1	4.5
126	65.4	175.7	7.5	144	68.9	175.3	5.2
127	76.8	174.1	7.0	147	78.1	168.9	6.9
131	79.5	170.5	7.4	149	74.2	171.8	5.3
134	77.3	181.2	7.5	150	75.4	179.9	5.1
135	72.6	174.9	6.8	151	87.4	179.1	4.8
138	78.2	177.1	6.1	152	89.1	183.1	5.6

線形重回帰モデルの一般式として，p 個の説明変数で目的変数を予測すると，次式になる．

$$y_i = \beta_0 + \beta_1 x_{1i} + \beta_2 x_{2i} + \cdots + \beta_p x_{pi} + \varepsilon_i$$

例では，血圧（BP）を体重（weight），身長（height），睡眠時間（sleep time）でモデル構築する．

$$y_i = \beta_0 + \beta_1 x_{1i} + \beta_2 x_{2i} + \beta_3 x_{3i} + \varepsilon_i$$
$$(\mathrm{BP})_i = \beta_0 + \beta_1 (\mathrm{weight})_i + \beta_2 (\mathrm{height})_i + \beta_3 (\mathrm{sleep\ time})_i + \varepsilon_i$$

a. 線形重回帰モデルでの最小二乗法　　線形重回帰モデルの回帰係数は，線形単回帰と同様に，最小二乗法で求める．すなわち，$RSS = \sum (y_i - \hat{y}_i)^2$ が最小となる回帰係数 $\hat{\beta}_0, \hat{\beta}_1, \hat{\beta}_2, \hat{\beta}_3$ を求めていく．ここでは，二つの方法で，回帰係数を求める．

① 単回帰と同様に最小二乗法で求める方法
② 回帰モデルをベクトルや行列で表現した後に，最小二乗法で求める方法

① それぞれの回帰係数で偏微分した式を 0 と考えて，整理していく方法

x_1 の偏差平方和を S_{11} とすると，

$$S_{11} = \sum(x_{1i} - \bar{x}_1)^2$$
$$= \sum x_{1i}^2 - 2\bar{x}_1 n \frac{1}{n}\sum x_{1i} + n\bar{x}_1^2$$
$$= \sum x_{1i}^2 - 2n\bar{x}_1^2 + n\bar{x}_1^2 = \sum x_{1i}^2 - n\bar{x}_1^2$$

となり，S_{22}, S_{33} も同様の式になる（$n = 18$）．また，x_1 と x_2 の偏差積和を S_{12} とすると，

$$S_{12} = \sum(x_{1i} - \bar{x}_1)(x_{2i} - \bar{x}_2)$$
$$= \sum x_{1i}x_{2i} - \bar{x}_2 n \frac{1}{n}\sum x_{1i} - \bar{x}_1 n \frac{1}{n}\sum x_{2i} + n\bar{x}_1\bar{x}_2$$
$$= \sum x_{1i}x_{2i} - n\bar{x}_1\bar{x}_2$$

となり，S_{13}, S_{23} や，y との偏差積和 S_{1y}, S_{2y}, S_{3y} も同様の式になる．

RSS に対し，各回帰係数の偏微分を行い，偏差積和を用いて整理すると，次式になる．

$$\hat{\beta}_0 = \bar{y} - (\hat{\beta}_1\bar{x}_1 + \hat{\beta}_2\bar{x}_2 + \hat{\beta}_3\bar{x}_3)$$
$$\hat{\beta}_1 S_{11} + \hat{\beta}_2 S_{12} + \hat{\beta}_3 S_{13} = S_{1y}$$
$$\hat{\beta}_1 S_{12} + \hat{\beta}_2 S_{22} + \hat{\beta}_3 S_{23} = S_{2y}$$
$$\hat{\beta}_1 S_{13} + \hat{\beta}_2 S_{23} + \hat{\beta}_3 S_{33} = S_{3y}$$

$\hat{\beta}_0$ の等式以外の三つの式を行列で表現すると，

$$\begin{pmatrix} S_{11} & S_{12} & S_{13} \\ S_{12} & S_{22} & S_{23} \\ S_{13} & S_{23} & S_{33} \end{pmatrix} \begin{pmatrix} \hat{\beta}_1 \\ \hat{\beta}_2 \\ \hat{\beta}_3 \end{pmatrix} = \begin{pmatrix} S_{1y} \\ S_{2y} \\ S_{3y} \end{pmatrix}$$

$$\begin{pmatrix} \hat{\beta}_1 \\ \hat{\beta}_2 \\ \hat{\beta}_3 \end{pmatrix} = \begin{pmatrix} S_{11} & S_{12} & S_{13} \\ S_{12} & S_{22} & S_{23} \\ S_{13} & S_{23} & S_{33} \end{pmatrix}^{-1} \begin{pmatrix} S_{1y} \\ S_{2y} \\ S_{3y} \end{pmatrix}$$

となる．標本から偏差平方和と偏差積和が求められるので，回帰係数が求められる．なお，( )$^{-1}$ は逆行列を示している．

② 回帰モデルを行列で考えて，回帰係数で偏微分する方法

重回帰モデルをそれぞれ，行列で表現すると，次式になる（$n = 18$）．

$$\begin{pmatrix} y_1 \\ y_2 \\ \vdots \\ y_n \end{pmatrix} = \begin{pmatrix} 1 & x_{11} & x_{12} & x_{13} \\ 1 & x_{21} & x_{22} & x_{23} \\ \vdots & \vdots & \vdots & \vdots \\ 1 & x_{n1} & x_{n2} & x_{n3} \end{pmatrix} \begin{pmatrix} \beta_0 \\ \beta_1 \\ \beta_2 \\ \beta_3 \end{pmatrix} + \begin{pmatrix} \varepsilon_1 \\ \varepsilon_2 \\ \vdots \\ \varepsilon_n \end{pmatrix}$$

$$\begin{pmatrix} \hat{y}_1 \\ \hat{y}_2 \\ \vdots \\ \hat{y}_n \end{pmatrix} = \begin{pmatrix} 1 & x_{11} & x_{12} & x_{13} \\ 1 & x_{21} & x_{22} & x_{23} \\ \vdots & \vdots & \vdots & \vdots \\ 1 & x_{n1} & x_{n2} & x_{n3} \end{pmatrix} \begin{pmatrix} \hat{\beta}_0 \\ \hat{\beta}_1 \\ \hat{\beta}_2 \\ \hat{\beta}_3 \end{pmatrix}$$

$$\boldsymbol{y} = \boldsymbol{X\beta} + \boldsymbol{\varepsilon} \qquad \hat{\boldsymbol{y}} = \boldsymbol{X\hat{\beta}}$$

この行列を用いて，最小二乗法を行列の転置で表現すると，次式になる．

$$RSS = \sum(y - \hat{y}_i)^2 = {}^t(\boldsymbol{y} - \hat{\boldsymbol{y}})(\boldsymbol{y} - \hat{\boldsymbol{y}}) = {}^t(\boldsymbol{y} - \boldsymbol{X}\hat{\boldsymbol{\beta}})(\boldsymbol{y} - \boldsymbol{X}\hat{\boldsymbol{\beta}})$$

なお，${}^t(\ )$ は転置を示す記号であり，${}^t(\boldsymbol{y}-\hat{\boldsymbol{y}})(\boldsymbol{y}-\hat{\boldsymbol{y}})$ は，$(\boldsymbol{y}-\hat{\boldsymbol{y}})$ を転置した行列と，$(\boldsymbol{y}-\hat{\boldsymbol{y}})$ の積である．RSS に対して各回帰係数の偏微分を行い，0 であることを利用すると，

$$\frac{\partial}{\partial \hat{\boldsymbol{\beta}}} RSS = -2\,{}^t\boldsymbol{X}(\boldsymbol{y} - \boldsymbol{X}\hat{\boldsymbol{\beta}}) = 0$$

$$\hat{\boldsymbol{\beta}} = ({}^t\boldsymbol{X}\boldsymbol{X})^{-1}\,{}^t\boldsymbol{X}\boldsymbol{y}$$

となり，回帰係数が推測される．

① および ② の方法で，それぞれの回帰係数に対して，係数の推測値，標準誤差，統計量 t，95％信頼区間を求めた結果を**表3・4**と式で示す．

表3・4 線形重回帰モデルでの最小二乗法の結果

	係数の推測値	標準誤差	統計量 t	下側 2.5％	上側 2.5％
$\hat{\beta}_0$	78.77	94.37	0.8346	-123.6	281.1
体重 $(\hat{\beta}_1)$	1.073	0.3738	2.871	0.2717	1.875
身長 $(\hat{\beta}_2)$	0.04808	0.5731	0.08389	-1.181	1.277
睡眠時間 $(\hat{\beta}_3)$	-5.175	1.993	-2.596	-9.450	-0.9003

$$(\widehat{\mathrm{BP}})_i = 78.77 + 1.073(\mathrm{weight})_i + 0.04808(\mathrm{height})_i - 5.175(\mathrm{sleep\ time})_i$$

これは，身長および睡眠時間が変化しない条件で，体重が 1 kg 増加したら，血圧が 1.073 mmHg 増大していることを示している．他の説明変数も同様に，身長を考えるときには体重と睡眠時間は定値，睡眠時間を考えるときには体重と身長が定値として，目的変数への影響度合いが示されている．

b. 回帰係数の統計的仮説検定 線形重回帰の各回帰係数は，解析ソフトウェアを用いると，線形単回帰と同様に，次の帰無仮説と対立仮説が設定され，t 分布を使う統計的仮説検定が行われる．

$\mathrm{H}_0: \beta_k = 0 \qquad k = 1, 2, \cdots, p$
$\mathrm{H}_1: \beta_k \neq 0 \qquad k = 1, 2, \cdots, p$

回帰係数ごとに，統計的仮説検定を行うため，多重検定の問題が起こり，α error が出やすくなってしまう．そのため，説明変数の数が増えるほど，p 値の値が小さくなりやすく，回帰係数が 0 ではないことが示されてしまうので注意する．そこで，線形重回帰では，設定したモデルにより，説明変数で目的変数を予測できているか確かめるために，帰無仮説と対立仮説を次に設定して，統計的仮説検定を行う．

$\mathrm{H}_0: \beta_1 = \beta_2 = \cdots = \beta_p = 0$ すべての回帰係数が 0．
$\mathrm{H}_1: \beta_k$ のうち，少なくとも一つは 0 ではない．

これを検定するための統計量として，残差で説明される平方和 S_e のうち，モデルで説明される平方和 S_Y の割合を用いる．この統計量は次式になり，自由度 $(p, (n-p-1))$ の F 分布に従う．

$$F = \frac{S_Y/p}{S_e/(n-p-1)}$$
$$= \frac{\sum(\hat{y}_i - \bar{y})^2/p}{\sum(y_i - \hat{y}_i)^2/(n-p-1)}$$

p は説明変数の数で，分子の p と分母の $(n-p-1)$ は各平方和の自由度を示し，統計量が F 分布の棄却域に含まれるか統計仮説検定を行う．表 3・4 のモデルで，有意水準 $\alpha = 0.05$ としたとき，$P(F_{3,14}(0.05) \leq F) = P(3.34 \leq F) = 0.05$ となる．実現値は $f = 6.27$ のため，帰無仮説が棄却され，いずれかの説明変数の回帰係数が 0 ではないことが示唆される．

c. モデルの評価　表 3・4 のモデル性能を R^2（決定係数）で評価すると，$R^2 = 0.573$ となった．説明変数が同じ数であるモデルを比較するときには，R^2 はよい指標である．しかし，ある目的変数の予測には，意味のない説明変数だとしても回帰係数は，0 に近い値が与えられる．それにより，全データの平方和 S_T は変化しないが，モデルで説明できる平方和 S_Y は増加し，残差で説明される平方和 S_e は減少する．すなわち，モデル作成では，説明変数を増加させるほど，R^2 は必ず増加する．そのため，説明変数の数が異なるモデルを比較するのに，R^2 は適していない．そこで，説明変数の数が異なるモデルを比較する方法として，サンプルサイズ n と説明変数の数 p で調整された**自由度調整済み決定係数**（R^2_{adj}）がある．

自由度調整済み決定係数
adjusted R^2

$$R^2_{adj} = 1 - \frac{S_e/(n-p-1)}{S_T/(n-1)}$$
$$= 1 - \frac{\sum(y_i - \hat{y}_i)^2/(n-p-1)}{\sum(y_i - \bar{y})^2/(n-1)}$$

$S_e/(n-p-1)$ が小さいほど，R^2_{adj} は増大し，説明変数で目的変数を予測できている．S_e は，説明変数の数が増大すると，単調減少するが，一定ではない．$(n-p-1)$ は，説明変数の数が増大すると，一定に減少する．つまり，$S_e/(n-p-1)$ は説明変数の数が増大しても，単調減少することなく，最小となる部分が見いだせる．表 3・4 の線形重回帰モデルでは $R^2_{adj} = 0.482$ となり，R^2 とは異なる値が得られる．

例題 3・8　表 3・3 のデータを用いて，説明変数を体重，目的変数を収縮期血圧とする線形単回帰モデルを構築し，R^2 および R^2_{adj} を求めよ．構築した線形単回帰モデルと，前述の表 3・4 の線形重回帰モデルを比較して，目的変数を予測するのに適したモデルを答えよ．

解 答

$y_i = 44.857 + 1.192 x_i + \varepsilon_i$

$\hat{y}_i = 44.857 + 1.192 \hat{x}_i$

$R^2 = 0.367$

$R^2_{adj} = 0.328$

線形重回帰の自由度調整済み決定係数 R^2_{adj}（0.482）の方が大きいため，表 3・3 のデータセットでは線形重回帰モデルの方が，目的変数を予測するのに適している．

共線性 collinearity

d. 共線性 **共線性**とは，二つ以上の説明変数に強い相関関係があることをさす．例として，§3・1（表 3・1）の 10〜15 歳における，年齢（age），体重（weight），身長（height）を説明変数に，体重に対する脳重量の割合（brain percentage）を目的変数として線形重回帰モデルを作成したとする．

$$y_i = \beta_0 + \beta_1 x_{1i} + \beta_2 x_{2i} + \beta_3 x_{3i} + \varepsilon_i$$

$$(\text{brain percentage})_i = \beta_0 + \beta_i (\text{age})_i + \beta_2 (\text{weight})_i + \beta_3 (\text{height})_i + \varepsilon_i$$

$$y_i = 6.88 - 0.133 x_{1i} - 0.0349 x_{2i} - 0.00320 x_{3i}$$

相関係数 correlation coefficient

10〜15 歳において，体重と身長は正の相関を示しており，共線性を示す．この相関の度合いを示しているのが，**相関係数**である．$-1 \leq$ 相関係数 ≤ 1 であり，-1 に近いほど負の相関となり，1 に近いほど正の相関となる．x_1 と x_2 の相関係数を $r_{x_1 x_2}$ とすると，$r_{x_1 x_2} = 0.981$ であったので，x_1 と x_2 には正の相関がある．なお，相関係数 $r_{x_1 x_2}$ は，x_1 と x_2 の共分散 $s_{x_1 x_2}$，x_1 の標準偏差 $\sqrt{s_{x_1}}$，x_2 の標準偏差 $\sqrt{s_{x_2}}$ を使用して，次式で求められる．

$$r_{x_1 x_2} = \frac{\frac{1}{n}\sum (x_{1i} - \bar{x}_1)(x_{2i} - \bar{x}_2)}{\sqrt{\frac{1}{n}\sum (x_{1i} - \bar{x}_1)^2} \times \sqrt{\frac{1}{n}\sum (x_{2i} - \bar{x}_2)^2}}$$

$$= \frac{s_{x_1 x_2}}{\sqrt{s_{x_1}} \times \sqrt{s_{x_2}}}$$

$r_{x_1 x_3}$ や $r_{x_2 x_3}$ についても，同様に共分散と標準偏差から求められ，$r_{x_1 x_3} = 0.947$，$r_{x_2 x_3} = 0.950$ となり，正の相関があった．相関関係のある説明変数では，同様に増減するので，目的変数へ与える影響を分けて考えることが困難になる．また，線形重回帰分析の回帰係数は，説明変数間の偏差積和から求めている．そのため，共線性のある説明変数は，回帰係数の値が不安定になり，回帰係数を推定するのが困難になってしまう．この共線性を解決するには，共線性を示している説明変数を削除する方法や，共線性がある説明変数を組合わせて新しい説明変数を作成する方法などがあり，共線性をもつ説明変数同士を同時に一つのモデルに組込まないようにすることが重要である．

多重共線性 multicollinearity

分散拡大係数 Variance Inflation Factor, **VIF**

共線性を見つけるには，説明変数間の相関係数を用いる方法は有効だが，三つ以上の説明変数が共線性をもっている場合もある（**多重共線性**）．多重共線性をもつものも容易に見つけられる指標として，**分散拡大係数**（**VIF**）がある．*VIF*

は，説明変数ごとに与えられる指標であり，次式で求められる．

$$VIF(\hat{\beta}_k) = 1/(1-R_k^2)$$

R_k^2 は，x_k を目的変数と考え，残りの説明変数でモデルを構築した際の決定係数である $(k = 1, 2, \cdots, p)$．この R_k^2 が 1 に近い値をとるとき，x_k が他の説明変数により，予測できてしまう．すなわち，共線性があることをさす．多重共線性があるモデルでは，ある説明変数 x_k を目的変数とした R_k^2 が 1 に近い値になり，$VIF(\hat{\beta}_k)$ が大きくなる．VIF が 5 や 10 を超えた説明変数においては，説明変数を削除したり，複数の説明変数から新たな説明変数を作成したりして，モデルを再構築した方がよい．

例題 3・9 §3・1（表3・1）の 10〜15 歳の重回帰モデル（$\hat{y}_i = 6.88 - 0.133 x_{1i} - 0.0349 x_{2i} - 0.00320 x_{3i}$）から，各説明変数の VIF を求めよ．また，体重と身長から BMI を求めて，新たな重回帰モデル（$(\text{brain percentage})_i = \beta_0 + \beta_i(\text{age})_i + \beta_2(\text{BMI})_i + \varepsilon_i$）を作成し，各説明変数の VIF を求めよ．そして，新たな説明変数（BMI）により，共線性の問題が解消されたか答えよ．なお，BMI は体重〔kg〕と，身長〔m〕を用いて，BMI＝（体重）/（身長）^{2} で求められる．

解 答

$(\text{brain percentage})_i = \beta_0 + \beta_i(\text{age})_i + \beta_2(\text{weight})_i + \beta_3(\text{height})_i + \varepsilon_i$ による VIF
$VIF(\hat{\beta}_1) = 29.02 \quad VIF(\hat{\beta}_2) = 30.68 \quad VIF(\hat{\beta}_3) = 10.91$

$(\text{brain percentage})_i = 7.155 - 0.277(\text{age})_i - 0.0294(\text{BMI})_i + \varepsilon_i$ による VIF
$VIF(\hat{\beta}_1) = 2.535 \quad VIF(\hat{\beta}_2) = 2.535$

説明変数を統合する前後のモデルについて，各回帰係数の VIF を比較すると，統合後では VIF が小さくなっていた．また，統合後のモデルの VIF は，5 以下であった．これらのことから，BMI の作成により，共線性の問題が解消されている．

3・2・3 説明変数が質的変数に対する線形回帰モデル

前項までの説明変数は，量的変数であった．一方で，実際に解析を行う際には，性別，人種などの質的変数も多数あるので，線形回帰モデルで計算できる数字へと変換する必要がある．例として，§3・2・1（表3・2）の単回帰データの筋肉量（muscle mass），年齢（age），性別（sex）を説明変数とし，歩行速度（walking speed）を目的変数とする線形重回帰モデルを考える．このとき，男性ならば $x_{3i} = 0$，女性ならば $x_{3i} = 1$ とする．このように，質的変数を数値へと変化したものを**ダミー変数**といい，下記のように示される．

ダミー変数 dummy variables

$$y_i = \beta_0 + \beta_1 x_{1i} + \beta_2 x_{2i} + \beta_3 x_{3i} + \varepsilon_i$$
$$(\text{walking speed})_i = \beta_0 + \beta_1(\text{muscle mass})_i + \beta_2(\text{age})_i + \beta_3(\text{sex})_i + \varepsilon_i$$

男性データ：$(\text{walking speed})_i = \beta_0 + \beta_1(\text{muscle mass})_i + \beta_2(\text{age})_i + \varepsilon_i$
女性データ：$(\text{walking speed})_i = \beta_0 + \beta_1(\text{muscle mass})_i + \beta_2(\text{age})_i + \beta_3 + \varepsilon_i$

ダミー変数により，最小二乗法を計算でき，β_1 も求められ，モデルは下記になる．

$$\hat{y}_i = -0.0309 + 0.248\,x_{1i} - 0.00702\,x_{2i} + 0.0448\,x_{3i}$$

このモデルより，説明変数から目的変数を予測できる．また，ダミー変数を男性ならば $x_{3i} = 1$，女性ならば $x_{3i} = 0$ としてモデルを構築したとする．このとき，どちらのモデルにおいても，説明変数が同じならば，同じ目的変数が得られる．

例題 3・10 上記のモデルの RSE と R^2 を求めよ．また，ダミー変数を男性ならば $x_{3i} = 1$，女性ならば $x_{3i} = 0$ としてモデルを構築し，RSE と R^2 を求めよ．

解 答
男性：$x_{3i} = 0$，女性：$x_{3i} = 1$ のとき
$RSE = 0.0973$
$R^2 = 0.668$

男性：$x_{3i} = 1$，女性：$x_{3i} = 0$ のとき
$\hat{y}_i = 0.0139 - 0.0248\,x_{1i} - 0.00702\,x_{2i} - 0.0448\,x_{3i}$
$RSE = 0.0973$
$R^2 = 0.668$

3・3 判別分析の基礎

2 群の判別

ある疾患に罹っている人とそうでない人で，検査値や生活習慣の違いを調べることで，将来の罹患率や発症の予測につながる．そのような判別の手法について概説する．一つ一つの値の差はわずかであっても，それが積み重なることで大きな違いになっていくことがあり，将来医療現場で働く際にこのスキルを身につけておく必要性は高いと考えられる．

"未病"の段階で将来の疾患の可能性を予測するのは，予防医学における究極の目標である．その際にある疾患に罹っている群とそうでない群の間での臨床所見や各種検査値を分析し，わずかな差異から二つの群の違いを検出できれば，将

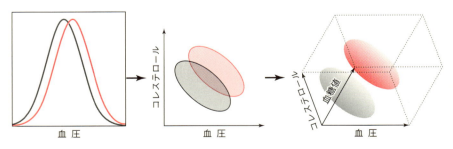

図 3・4 判別分析の概念図 一つの検査項目ではわずかの差しか認められない場合でも，項目を重ねることで疾病罹患者と非罹患者を区別できる可能性がある．

来的な疾患の予測につながる．

実際の臨床現場でも，個々の検査値にはわずかな差しかない場合でも，複数の検査値を組合わせることで，二つの群を判別できる場合が存在する（図 3・4）．

このように，複数の項目（変数）を組合わせて疾患（あるいはイベント）の有無を予測する手法を**判別分析**という．すなわち，イベント発生の有無という**目的変数**を，複数の検査項目という**説明変数**を用いて予測する手法であり，目的変数が質的データである回帰分析の一種と考えることもできる．

以降では，判別分析手法のうち，古典的に用いられている"ロジスティック回帰分析""線形判別分析""マハラノビス距離"について取上げる．コンピュータの発達した現代においては，サポートベクターマシン（SVM）やランダムフォレスト（RF）などの機械学習法を用いて，より複雑な判別を行うことも可能であるが，まずは基本的な手法を押さえたうえで判別分析を俯瞰的に理解することを心がけたい．機械学習を用いた判別手法は，本シリーズ第 6 巻「薬学情報科学 II．データサイエンス応用」で詳述する．

判別分析 discriminant analysis

3・4 判別分析手法（基礎編）

3・4・1 ロジスティック回帰分析

ロジスティック回帰分析は，目的変数が 0 と 1 からなる 2 値のデータ（または 0 から 1 までの値からなる確率）について，一つ以上の説明変数を使った式で表す分析方法である．この場合，説明変数を用いてイベントの発生確率を表すことが可能になる．

ロジスティック回帰分析 logistic regression analysis

目的変数 y が 0（イベントなし）と 1（イベントあり）の 2 値であるとき，$y=1$ となる確率を p，n 個の説明変数を $x_1, x_2, \cdots, x_n$ とする．2 値の質的データ（名義尺度）であった目的変数 y を 0 と 1 のダミー変数に変換し，その出現確率 p という量的データに変換したことから，§3・2 で示した重回帰分析と同様に線形回帰で求めることができる．

$$p = b + a_1 x_1 + a_2 x_2 + \cdots + a_n x_n + \varepsilon \tag{3・1}$$

しかしながら p は理論的に 0 から 1 の範囲に収まるのに対し，線形回帰では目的変数は $-\infty \sim \infty$ という理論的にあり得ない範囲をとってしまう．そこで直線の代わりにシグモイド曲線（ロジスティック曲線）を当てはめて次のような式を用いて回帰を行う（図 3・5）．

$$p = \frac{1}{1 + e^{b + a_1 x_1 + a_2 x_2 + \cdots + a_n x_n + \varepsilon}} \tag{3・2}$$

(3・2) 式を変形して p を対数オッズ $\ln \dfrac{p}{1-p}$ に変換すると，回帰モデルは次の式で表される．

$$\ln \frac{p}{1-p} = b + a_1 x_1 + a_2 x_2 + \cdots + a_n x_n + \varepsilon \tag{3・3}$$

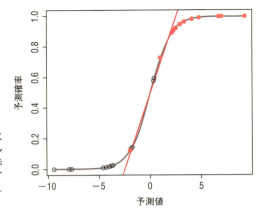

図3・5 ロジスティック回帰分析における予測のシミュレーションモデル 予測確率は0〜1の範囲になるため，赤の直線回帰ではなく，灰色で示すシグモイド曲線で回帰することが望ましい．

この $\eta = \ln \dfrac{p}{1-p}$ は p のオッズ（疾患の発生しない確率 $1-p$ に対する発生する確率 p の比）を自然対数に変換したものであり**ロジット**という．(3・3) 式より η は重回帰分析と同様に直線的に取扱うことが可能になる．

ロジスティック回帰分析では η は $-\infty \sim \infty$ の範囲をとる．また p が 0.5 未満のときオッズは 1 を下回るため，対数の性質から η は負の値となる．逆に 0.5 を上回るとき η は正の値を示す．すなわち，ロジスティック回帰分析では罹患の有無を η の正負によって判別することが可能になる．

例題3・11 ある疾患に罹患している人と罹患していない人 12 人ずつを集め，血液中の空腹時血糖と尿中窒素（BUN）を測定したところ，次のような結果（表3・5，図3・6）が得られた．この値をもとに，ロジスティック回帰分析を用いて非罹患群と罹患群を予測せよ．

表3・5 非罹患群と罹患群の空腹時血糖と尿中窒素（BUN）

非罹患群		罹患群	
空腹時血糖〔mg/dL〕	BUN〔mg/dL〕	空腹時血糖〔mg/dL〕	BUN〔mg/dL〕
95	16	105	14
107	18	108	15
95	22	118	16
115	26	125	20
103	22	113	25
110	26	130	20
118	28	118	24
115	30	128	25
120	32	128	26
123	28	130	30
98	26	115	20
105	28	120	22

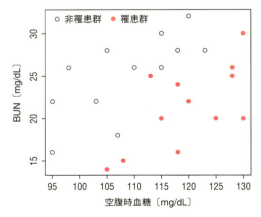

図3・6 表3・5をグラフにプロットしたもの 空腹時血糖とBUNで2群を判別可能と予測される．

解　答　空腹時血糖と BUN を説明変数としてロジスティック回帰分析を行うと,

$$\eta = \ln\frac{p}{1-p} = -35.0 + 0.450 \times \text{Glucose} - 0.713 \times \text{BUN} \quad (3 \cdot 4)$$

という回帰式が得られる(計算過程は省略).この式をもとにそれぞれのロジット $\eta = \ln\frac{p}{1-p}$ および p を計算すると次の結果が得られる.

p は罹患確率であり,$p>0.5$ すなわち η が正の値のときに罹患,$p<0.5$ すなわち η が負の値のときに非罹患と判定される.表3・6 中の太字で示した 3 例は,予測と罹患の有無が逆転している症例であり,判別率は 21/24 と計算される.これをグラフにプロットすると図3・7のようになる.

表3・6　非罹患群と罹患群のロジット η および出現確率 p

非罹患群		罹患群	
η	p	η	p
−3.657	0.025	2.270	0.906
0.318	**0.579**	2.908	0.948
−7.936	0.000	6.696	0.999
−1.786	0.144	6.994	0.999
−4.335	0.013	**−1.973**	**0.122**
−4.036	0.017	9.245	1.000
−1.862	0.135	0.991	0.729
−4.638	0.010	4.779	0.992
−3.814	0.022	4.066	0.983
0.389	**0.596**	2.114	0.892
−9.438	0.000	2.493	0.924
−7.713	0.000	3.317	0.965

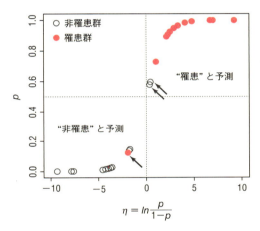

図3・7　表3・6を図示したもの　矢印は予測結果と実際の罹患が異なる 3 例を示す.

3・4・2　線形判別分析

線形判別分析は二つのグループに分かれた集団について,それぞれのグループのもっているデータの特徴をもとに,二つに判別された原因を予測するものである.ロジスティック回帰分析と類似の手法であるが,ロジスティック回帰分析が複数の説明変数をもとに二つの群のどちらに属するかの確率を予測する"前向き"手法であるのに対し,線形判別分析はすでに分かれている 2 群に対し,分かれている原因を探る"後向き"研究で用いられる解析手法である.

表3・5 のデータを用いて実際の解説を行う.二つのクラスに分かれている場合,2 群のプロットが最も分離して見える方向が必ずあるので,その軸に各群のプロットを正射影すれば 2 群を効率よく判別できるはずである.このようにして n 次元のデータを別クラスのデータはなるべく遠くに離し,同じクラスのデータをできるだけ密集させる直線を見つけてデータを投影(次元削減)していく.図

線形判別分析　linear discriminant analysis

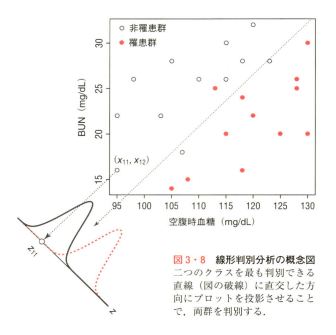

図 3・8　線形判別分析の概念図
二つのクラスを最も判別できる直線（図の破線）に直交した方向にプロットを投影させることで，両群を判別する．

3・8 の例ではデータを投影する軸を z とし，その軸に回転させるためのベクトル（回転行列）w をデータ行列にかけて z に写像する．

$$z_{11} = w_0 + w_1 x_{11} + w_2 x_{12}$$

なお二次元での例を示しているが，三次元以上でも適応できる．

データサンプル $x^{(i)}$ を射影する方向ベクトル w を次のように置く．

$$w = \begin{pmatrix} w_1 \\ w_2 \\ \vdots \\ w_n \end{pmatrix}$$

データをクラスごとに判別するためには，まず二つのクラス C_1, C_2 について，平均 μ_1 および μ_2 を求める．

$$\mu_1 = \frac{1}{N_1} \sum_{n \in C_1} x_n \quad \mu_2 = \frac{1}{N_2} \sum_{n \in C_2} x_n$$

また，全データサンプルの平均は，

$$\mu = \frac{1}{n} \sum_{i=1}^{n} x_i \quad (n = N_1 + N_2)$$

クラスが異なるデータサンプルができるだけ離れるようにするためには，各クラスの平均が，全データ平均からなるべく離れていればよい．そこで，各クラスの平均と全サンプルの平均の差分平方和 $J_B(w)$ をとって，これが大きくなるようにする．

$$\begin{aligned} J_B(w) &= \sum_c n_c (w \cdot \mu_c - w \cdot \mu)^2 = \sum_c n_c (w(\mu_c - \mu))^2 \\ &= \sum_c n_c {}^t w (\mu_c - \mu) {}^t (\mu_c - \mu) w = {}^t w \left(\sum_c n_c (\mu_c - \mu) {}^t (\mu_c - \mu) \right) w \\ &= {}^t w S_B w \end{aligned}$$

ここで，
$$S_B = \sum_c n_c (\mu_c - \mu)\,{}^t(\mu_c - \mu)$$

はクラス間分散行列とよばれる．

　射影ののち，さらにクラスが同じデータはなるべく近くに固まるようにする．そのため，次に各データサンプルと，所属するクラスのサンプル平均との間で差分平方和 $J_w(\boldsymbol{w})$ をとって，これが最小になるように配置する．

$$\begin{aligned}J_w(\boldsymbol{w}) &= \sum_c \sum_{n\in c}(\boldsymbol{w}\cdot x_i - \boldsymbol{w}\cdot \mu_c)^2 = \sum_c \sum_{n\in c}(\boldsymbol{w}\cdot (x_i - \mu_c))^2 \\ &= \sum_c \sum_{n\in c}{}^t\boldsymbol{w}(x_i - \mu_c)\,{}^t(x_i - \mu_c)\boldsymbol{w} = {}^t\boldsymbol{w}\Bigl(\sum_c \sum_{n\in c}(x_i - \mu_c)\,{}^t(x_i - \mu_c)\Bigr)\boldsymbol{w} \\ &= {}^t\boldsymbol{w}\boldsymbol{S}_W\boldsymbol{w}\end{aligned}$$

ここで，
$$\boldsymbol{S}_W = \sum_c \sum_{n\in c}(x_i - \mu_c)\,{}^t(x_i - \mu_c)$$

はクラス内分散行列とよばれる．以上より，

$$J(\boldsymbol{w}) = \frac{J_B(\boldsymbol{w})}{J_W(\boldsymbol{w})} = \frac{{}^t\boldsymbol{w}\boldsymbol{S}_B\boldsymbol{w}}{{}^t\boldsymbol{w}\boldsymbol{S}_W\boldsymbol{w}}$$

で求められる $J(\boldsymbol{w})$ を最小にする $\boldsymbol{w}$ を計算する．

例題 3・12 表3・5のデータに対して線形判別分析を用いて非罹患群と罹患群の判別をせよ．

解　答 まず非疾患群・疾患群の両者について，各軸の偏差平方和と偏差積和を計算する．

各クラスの平均（行列として表示）

$$\begin{pmatrix}\bar{X}_1 \\ \bar{Y}_1\end{pmatrix} = \begin{pmatrix}108.7 \\ 25.2\end{pmatrix} \quad \begin{pmatrix}\bar{X}_2 \\ \bar{Y}_2\end{pmatrix} = \begin{pmatrix}119.8 \\ 21.4\end{pmatrix}$$

非疾患群の偏差平方和

$$S_{1x} = \sum_{i=1}^{n_1}(x_{1i} - \bar{X}_1)^2 = 1038.7 \quad S_{1y} = \sum_{i=1}^{n_1}(y_{1i} - \bar{Y}_1)^2 = 251.7$$

非疾患群の偏差積和

$$S_{1xy} = \sum_{i=1}^{n_1}(x_{1i} - \bar{X}_1)(y_{1i} - \bar{Y}_1) = 360.7$$

疾患群の偏差平方和

$$S_{2x} = \sum_{j=1}^{n_2}(x_{2j} - \bar{X}_2)^2 = 803.7 \quad S_{2y} = \sum_{j=1}^{n_2}(y_{2j} - \bar{Y}_2)^2 = 258.9$$

疾患群の偏差積和

$$S_{2xy} = \sum_{j=1}^{n_2}(x_{2j} - \bar{X}_2)(y_{2j} - \bar{Y}_2) = 305.8$$

これらの値から構成される偏差行列 S_1, S_2 を,

$$S_1 = \begin{pmatrix} 1038.7 & 360.7 \\ 360.7 & 251.7 \end{pmatrix} \quad S_2 = \begin{pmatrix} 803.7 & 305.8 \\ 305.8 & 258.9 \end{pmatrix}$$

とすると,$S_1 + S_2$ を自由度 $(n_1-1)+(n_2-1)=22$ で割って分散・共分散行列 V ができる.

$$V = \begin{pmatrix} 83.7 & 30.3 \\ 30.3 & 23.2 \end{pmatrix}$$

両群の平均の差は,

$$d = \begin{pmatrix} \bar{X}_2 \\ \bar{Y}_2 \end{pmatrix} - \begin{pmatrix} \bar{X}_1 \\ \bar{Y}_1 \end{pmatrix} = \begin{pmatrix} 119.8 \\ 21.4 \end{pmatrix} - \begin{pmatrix} 108.7 \\ 25.2 \end{pmatrix} = \begin{pmatrix} 11.2 \\ -3.8 \end{pmatrix}$$

二次元の判別の場合は,判別関数を,

$$Z = a_1 x + a_2 y - c$$

と定義すると,

$$V \times \begin{pmatrix} a_1 \\ a_2 \end{pmatrix} = d$$

となるように判別係数 a_1, a_2 を求めることができる.逆行列 V^{-1} を求めると,

$$V^{-1} = \frac{1}{83.7 \times 23.2 - (30.3)^2} \begin{pmatrix} 23.2 & -30.3 \\ -30.3 & 83.7 \end{pmatrix}$$

$$= \begin{pmatrix} 0.0226 & -0.0295 \\ -0.0295 & 0.0816 \end{pmatrix}$$

これを用いて,

$$\begin{pmatrix} a_1 \\ a_2 \end{pmatrix} = V^{-1} d$$

$$= \begin{pmatrix} 0.0226 & -0.0295 \\ -0.0295 & 0.0816 \end{pmatrix} \begin{pmatrix} 11.2 \\ -3.8 \end{pmatrix} = \begin{pmatrix} 0.363 \\ -0.636 \end{pmatrix}$$

$Z=0$ になるときの関数が判別直線となるので,$c = a_1 x + a_2 y$ となる c を求める.両群の平均と求めた判別係数から,

$$\begin{pmatrix} 108.7 & 25.2 \\ 119.8 & 21.4 \end{pmatrix} \begin{pmatrix} 0.363 \\ -0.636 \end{pmatrix} = \begin{pmatrix} 23.5 \\ 29.9 \end{pmatrix}$$

$$c = \frac{23.5 + 29.9}{2} = 26.7$$

これらの値を用いて $Z = a_1 x + a_2 y - c$ を計算する.
$Z<0$ すなわち符号がマイナスのときに非罹患群,$Z>0$ すなわち符号がプラスのときに罹患群と判別される(図3・9).
今回のデータでは,太字(表)および矢印(図)の3名は違う群に判別されている.判別率はロジスティック回帰分析と同じ 21/24 となる.

非罹患群	罹患群
−2.359	2.548
0.731	3.002
−6.174	6.000
−1.450	6.000
−3.267	−1.541
−3.267	7.817
−1.632	0.912
−3.994	3.911
−3.449	3.275
0.186	1.458
−7.628	2.366
−6.356	2.911

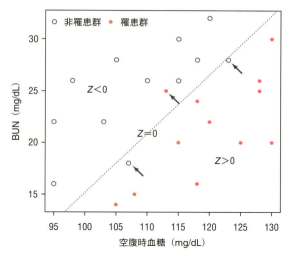

図3・9 例題3・12の線形判別分析結果 破線で示された判別関数の反対に位置するプロット（矢印）が逆判別された個体である．

3・4・3 正準判別分析（3群以上の判別）

3群以上の判別の場合にも同様に線形判別関数を用いて判別が可能である．3群の場合には，まず最も離れている2群を先に判別し，次に残りの2群を判別できるように計算を行う（図3・10）．

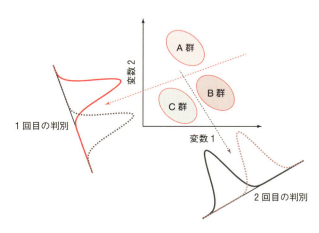

図3・10 正準判別分析の概念図 最初にA群のみを判別し，2回目でB群とC群を判別する．

このように多群を複数の判別軸で判別すると，最終的に（群数−1）回の判別を行うことで，群の判別が可能になる．このようにして判別する手法を**正準判別分析**という．この手法で求めた判別軸のことを**正準軸**といい，判別スコアのことを**正準スコア**という．判別スコアを求めるための関数のことを**重判別関数**または

正準判別分析 canonical discriminant analysis
正準軸 canonical axis
正準スコア canonical score
重判別関数 multiple discriminant function

正準関数，正準関数の係数のことを**正準係数**という．

3・4・4 マハラノビス距離による判別

マハラノビス距離とは，物差しでの最短距離（**ユークリッド距離**）とは異なり，データの分布の度合いを確率密度として表し，データ分布の広がりを加味した距離のことをいう（図3・11）．ちょうど，天気図の等圧線のようなものを想定して，重心（平均）からの密度的な距離を表したものと考えればよい．

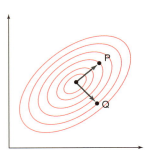

図3・11 マハラノビス距離
PとQは重心からのユークリッド距離は同じだが，マハラノビス距離はPの方がより近い．

図の点PとQは，矢印の長さ（ユークリッド距離）としてはいずれも重心から同じに見える．しかしながら，密度的にはQの方がより希薄な部分に存在していると考えられ，Pが重心により近いと考えられる．判別分析では，2群間の重心からのマハラノビス距離を求め，どちらの重心により近いかをもとにして，各検体の判別を行う事が可能である（図3・12）．

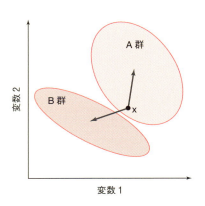

図3・12 マハラノビス距離による判別
標本 x から各群の重心へ伸びる矢印の長さ（ユークリッド距離）は同じである．A群とB群の密度分布形の違いから，x はA群に属すると判別される．

二次元データの場合，x, y のマハラノビス距離 D^2 は，**相関係数** r を用いて次のように表される．

$$D^2 = \frac{u_1^2 - 2r\,u_1 u_2 + u_2^2}{1 - r^2}$$

$$u_1 = x_i - \bar{X} \quad u_2 = y_i - \bar{Y}$$

ここで $\bar{X}, \bar{Y}$ は x, y の平均である．

例題3・13 表3・5のデータについて，それぞれの群の重心からのマハラノビス距離を計算し，どちらの群により近いかを判別せよ．

解 答 非罹患群および罹患群のそれぞれで相関係数を求める．相関係数は偏差積和を各変数の偏差平方和の平方根で割ったものである．

非罹患群

$$r_1 = \frac{S_{1xy}}{\sqrt{S_{1x}S_{1y}}}$$

$$= \frac{360.7}{\sqrt{1038.7 \times 251.7}} = 0.705$$

罹患群

$$r_2 = \frac{S_{2xy}}{\sqrt{S_{2x}S_{2y}}}$$

$$= \frac{305.8}{\sqrt{803.7 \times 258.9}} = 0.670$$

これをもとに，非罹患群，罹患群の重心からのマハラノビス距離を計算する（表3・7）．

表3・7 マハラノビス距離の計算

	非疾患群重心からの距離	疾患群重心からの距離	距離の差		非疾患群重心からの距離	疾患群重心からの距離	距離の差
非罹患群	3.679	9.696	−6.018	罹患群	8.659	3.254	5.405
	3.806	2.420	**1.385**		8.593	2.199	6.394
	2.195	16.210	−14.015		14.317	1.765	12.552
	0.587	3.503	−2.916		13.046	1.249	11.797
	0.465	7.648	−7.183		0.442	3.590	**−3.148**
	0.031	6.673	−6.642		18.577	3.571	15.006
	0.937	4.137	−3.200		2.613	0.877	1.736
	1.029	8.703	−7.675		8.077	0.930	7.147
	2.091	8.541	−6.450		6.967	1.081	5.886
	2.576	2.370	**0.206**		5.397	3.130	2.266
	2.996	19.351	−16.355		5.145	0.334	4.812
	1.610	14.551	−12.942		5.749	0.021	5.728

距離が短い方に判別されていると考えるので，距離の差がマイナスのときは非罹患群，プラスのときは罹患群に判別されると解釈される．やはり太字の3名は違う群に判別されており，判別率はロジスティック回帰分析と同じ21/24となる．

以上のように，複数のパラメータ（臨床検査値など）を用いて疾患の有無を判別する手法について紹介した．今回は二つの検査値を使用した二次元での判別を例に解説したが，三次元以上のデータの場合でも同様に解析が可能である．

第 4 章　World Wide Web と データ管理の基本

学生への
アドバイス

日々目まぐるしく変化を続ける社会において，**World Wide Web** とデータ管理に関してどこまでが薬剤師に現実的に求められるかは未知数である．おそらくすべての薬学生が将来的に，システム開発に一から十まで関わる能力を身につけていることを求められる可能性は低いであろう．しかし，さまざまなシステムが研究・開発され，現場で運用されたりする際に，ユーザ側の代表として必要な知識をもっていることは重要であろう．本章では，そのような状況で必要と思われる知識について記述した．

World Wide Web

4・1　World Wide Web の基礎知識

4・1・1　プロトコル

ネットワークを通じて情報端末同士がやり取りをする際，その根底に**プロトコル**の存在がある．プロトコルにはさまざまな種類があり，**OSI 基本参照モデル**によって表 4・1 のように 7 階層に分けられている．また，現在のインターネット通信などで広く使われている **TCP/IP** の階層モデルでは 4 階層で表現されており，OSI 基本参照モデルと表 4・1 のように対応している．TCP/IP はインターネット上でのデータ通信の**デファクトスタンダード**（事実上の標準）となっている．われわれが普段目にするプロトコル名の多くが，TCP/IP におけるアプリケーション層のプロトコルである．

プロトコル protocol
OSI 基本参照モデル
OSI Open Systems Interconnection：（開放型システム間相互接続）
TCP/IP Transmission Control Protocol/Internet Protocol
デファクトスタンダード

表 4・1　OSI 基本参照モデルと TCP/IP の階層モデル

OSI 基本参照モデル		TCP/IP の階層モデル
第 7 層	アプリケーション層	アプリケーション層
第 6 層	プレゼンテーション層	
第 5 層	セッション層	
第 4 層	トランスポート層	トランスポート層
第 3 層	ネットワーク層	インターネット層
第 2 層	データリンク層	ネットワークインターフェース層
第 1 層	物理層	

a. HTTP/HTTPS　　HTTP とは，代表的なプロトコルの一つであり，インターネット上でのデータ送受信の基盤となる技術である．HTTP という共通のルールを設けることで，端末の OS やブラウザなどの条件が異なっていてもホームページが表示できるようになっている．われわれが，日々 Web ブラウザを通

HTTP Hypertext Transfer Protocol

して Web ページが閲覧できているのは，HTTP というプロトコルに則ってクライアントである Web ブラウザのリクエストに，サーバがレスポンスを返すという形で通信を行っているためである．

HTTPS Hypertext Transfer Protocol Secure

HTTPS は，HTTP に暗号化と検証を加えることでセキュリティを確保したものであり，通信の暗号化には **SSL/TLS** プロトコルを使用している．これにより，第三者によるデータの盗聴や改ざんの防止が期待できる．近年では，多くの Web サイトで HTTPS が使用されている．セキュリティを確保する仕組み全般については §1・3 を参照のこと．

FTP File Transfer Protocol

FTPS File Transfer Protocol Secure

SFTP SSH File Transfer Protocol

SMTP Simple Mail Transfer Protocol

POP Post Office Protocol

IMAP Internet Message Access Protocol

NTP Network Time Protocol

b. その他の代表的なプロトコル　　**FTP** とは，ファイルを転送する際に使用されるプロトコルであり，ファイルのアップロードやダウンロードに用いられる．よりセキュアなものとして，**FTPS**，**SFTP** などがある．

SMTP は電子メールを送信するとき，**POP** は電子メールを受信するときに用いられるプロトコルである．また，電子メールの受信に用いられるプロトコルには **IMAP** も存在する．POP は送信されてきた電子メールをサーバから端末にダウンロードして受信するため，原則的にサーバ上にメールが残らない．一方で，IMAP では送信されてきた電子メールをサーバから端末にダウンロードせずに受信することで，サーバ上にメールが残るという点で異なる．

NTP とは，ネットワークに接続されている機器間で時刻情報を送受信するプロトコルであり，コンピュータの時刻設定に用いる．医療機関で電子カルテに医療情報が記録される際には，時刻が正確である必要があるため，端末の時刻同期に NTP が使用されるなどしている．

4・1・2 URL

URL Uniform Resource Locator

URL はインターネット上のファイルなどのリソースを一意に識別するための文字列である．URL は複数の構成要素からなり，それらを理解することで効率的に情報収集することが可能となる．

URL の基本構造を以下に示す．

　　　　　`https://www.tkd-pbl.com/search/s3133.html`

　　　　　スキーム://ホスト名 ドメイン名/ディレクトリ名/ファイル名

スキーム scheme

スキーム：通常は http または https といった通信に使用するプロトコルをさす．これにより，ブラウザはどのような通信手段を用いるべきかを判断する．

ホスト host
ドメイン domain

ホスト，ドメイン：Web サイトのアドレスを示すものである（例：www.example.co.jp）．例でいう "www" がホストを示す部分であり，一般的にホスト名は World Wide Web の略として "www" が用いられることが多いが，省略される場合もある．

ドメインはさらにトップレベルドメイン，セカンドレベルドメイン，サードレベルドメインなどと順番に分けられる．トップレベルドメインはドメインの右端の "." 以降にあたる文字列であり，"jp"，"com"，"org" などがこれにあたる．

ドメイン取得者の国や地域を表すドメインを国別トップレベルドメインとよび，日本であれば"jp"，米国であれば"us"などがこれにあたる．分野別トップレベルドメインとして，企業や商用サービスを意味する"com"や，非営利団体を意味する"org"などがある．セカンドレベルドメインとは，トップレベルドメインに続く部分であり，www.example.co.jpの"co"がこれにあたる．トップレベルドメインが"jp"の例でいえば，"co.jp"は企業をおもに示し，"ac.jp"は教育機関など，"go.jp"は政府機関などを示している．

ディレクトリ：ファイルが設置されている具体的な場所を示すもの． ディレクトリ directory

ファイル：アクセスするファイルの名称を示すものである． ファイル file

以上より，ここまでの解説を，例として示したURLに当てはめると，https://www.tkd-pbl.com/search/s3133.htmlは，httpsというプロトコルを使って，www.tkd-pbl.comというドメインのsearchというディレクトリにある，s3133.htmlにアクセスすることを意味している．

また，URLには，さらに以下のような情報が付与されていることがある．

クエリ：?で始まり，キーと値のペアで構成される．これにより，リソースをさらに特定したり，サーバに追加の指示を出すことが可能である．たとえば，Googleで検索を行った際に，https://www.google.co.jp/search?…と文字列が続いており，検索の指示が記載されていることが確認できる． クエリ query

フラグメント：#で始まり，Webページ内の特定のセクションをさす（例：#introduction）．たとえば，Webページが長い記事の場合に，フラグメントを使用して，ユーザが特定のセクションに直接ジャンプできるようにすることができる． フラグメント fragment

このように，URL構造を理解すれば目的とする情報への迅速なアクセスや系統的な情報収集が可能となる．また，ブラウザにIPアドレス（たとえば，192.168.1.1など）を入力することもあるが，IPアドレスについては§1・3を参照のこと．

 コラム4・1

URLに関する知識を情報検索に活用する

インターネット検索エンジンによる検索を行う際に，検索キーワードとともに検索演算子であるsite:の後にドメインを指定すると，そのドメインにおける検索結果が表示される（利用する検索エンジンで利用可能な検索演算子は異なる）．この機能を利用して，検索キーワードとともに"site:go.jp"などと指定することで，政府機関などのWebサイトで掲載されている，ある程度公的な情報のみに検索結果を限定することが可能となる．

4・1・3 HTML

HTMLは，Webページを記述するための言語である．Webページの構造を定義して，テキストや画像，他の文書の参照情報（ハイパーリンク）などの構成要素をどのように表示するかをブラウザに指示することができる．URLの項に示した例示でも，HTTPSプロトコルを使ってhtmlファイルにアクセスしてWebページを表示していることがわかる．

HTMLでは，**タグ**とよばれる予約語を使用することで，文書の構造やフォントなどを指定することが可能となる．たとえば，<TITLE>タイトルです</TITLE>と記述すると，そのWebページのタイトルは"タイトルです"と指定されていることになる．また，<B></B>の間に入力されたテキストは太字になるなど，フォントを指定することもできる．しかし近年では，**CSS**を組合わせて用いることで，HTMLでは"ここはタイトル""ここが本文"というように文書構造だけを指定し，CSSで文字の大きさや色，フォントの種類，行間などのデザインを指定するという形で，役割を分けてWebページを作成することが多い．

> **HTML** Hypertext Markup Language
> **タグ**
> **CSS** Cascading Style Sheets

4・1・4 Webで入手されるデータの構造

前項でHTMLについて説明したが，そのもととなったものが文書の電子化を目的にISOの国際規格として規定された**SGML**である．SGMLはその自由度の高さからさまざまな文書に対応できるが，複雑であることからWeb上で使用される機会が限られている．そこで，Webページを記述するためにSGMLより開発されたのがHTMLである．他方，インターネット上でのデータの受渡しが容易にできるようにSGMLより開発されたのが**XML**である．XMLは，タグの<○○></○○>の"○○"の部分に要素名が記述され，タグに用いる要素名を自由に定義できる点が特徴である．わが国における医療用医薬品の添付文書情報の

> **SGML** Standard Generalized Markup Language
> **XML** Extensible Markup Language

一般名	販売名	製造販売業者等	添付文書
アスピリン・ダイアルミネート	バファリン配合錠A330	製造販売元／ライオン株式会社 販売元／エーザイ株式会社	PDF(2023年01月05日) / HTML / SGML
アスピリン・ダイアルミネート	バファリン配合錠A81	製造販売元／ライオン株式会社 販売元／エーザイ株式会社	PDF(2023年01月05日) / HTML / XML

図4・1　複数のデータ構造で提供される添付文書
バファリン配合錠A330は改訂前の旧記載要領に準拠した添付文書でありSGMLでデータが提供されているが，バファリン配合錠A330は新記載要領に準拠した添付文書に改訂されておりXMLでデータが提供されている．独立行政法人 医薬品医療機器総合機構ホームページ 医療用医薬品 情報検索にて検索（https://www.pmda.go.jp/PmdaSearch/iyakuSearch/ 2023年11月10日時点）

電子化書式も，平成 30 年 11 月 22 日付け薬生安発 1122 第 6 号厚生労働省医薬・生活衛生局医薬安全対策課長通知「医療用医薬品の添付文書等に係る記載要領改訂に伴う添付文書情報の電子化書式の変更について」により SGML から XML へ変更されることとなった（図 4・1）．

また，データの受渡しに用いられる形式として，**JSON** という形式もよく用いられている．XML はタグを利用するためテキストの総量が多くなりがちであり，XML と比較してテキスト量が少なくできるという利点を有しているため，データの量が多くなる Web アプリケーションに向いている．JavaScript と名称に入っているが，Python などの JavaScript 以外の言語でも利用可能である．

JSON JavaScript Object Notation

その他のデータ構造として，単純な構造のデータファイルである **CSV** や **TSV** などがある．それぞれ，コンマとタブで値を区切って表現するテキストファイルである．複雑な関係を有するデータを表現する用途には適していないが，単一の表からなるシンプルなデータには利用しやすく，表計算ソフトウェアでも容易に利用可能である．

CSV Comma Separated Values
TSV Tab Separated Values

4・1・5　Web API

API（Application Programming Interface）とは，ソフトウェアが管理する一部機能を，外部のプログラムやアプリケーションを通じて利用できるようにした仕組みのことである．Web API とは，Web 上で提供される API であり，HTTP や HTTPS などの通信プロトコルによって稼働している（図 4・2）．Web API を使用することでインターネット上に公表されている情報を効率的に入手することが可能となる．

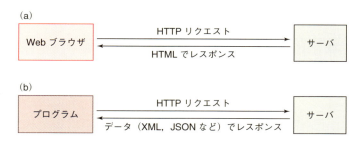

図 4・2　Web ブラウジング（a）と Web API（b）の利用方法の違いのイメージ

a. 認　証　多くの Web API は，API キーまたは OAuth トークンなどによる認証が必要となるようにアクセスを制御し，セキュリティ上の問題について対処している．

b. レート制限　Web API には，一定の時間内に行えるリクエスト数（レート）に制限を設けていることが多い．これは，サーバへの過度の負荷を防止するものであり，攻撃を意図した過剰なアクセスに対応している．Web API を利用する際には，意図せずサーバに過度の負荷を与えてしまう場合もあり，そうしたことがないように注意する必要がある．

> **コラム 4・2　薬学に関連する Web API の具体例**
>
> **PubMed API**　PubMed は米国国立医学図書館（National Library of Medicine：NLM）の米国国立生物工学情報センター（National Center for Biotechnology Information：NCBI）によるプロジェクトによって作成された，医学文献データベースである MEDLINE などへの検索エンジンである．Web サイト（https://pubmed.ncbi.nlm.nih.gov/）からの検索は広く使用されているが，NCBI が提供している Entrez の API からも利用可能である．API を利用することで，たとえば医学論文の検索結果を API で取得し，さらに取得したデータを別の API を使って翻訳したりするといった一連の操作を，1 件ずつ人が操作するのではなく，プログラムから実施することが可能となる．
>
> **DrugBank API**　DrugBank はカナダのアルバータ大学で発足したオンラインで閲覧可能なデータベース（https://go.drugbank.com/）であり，API も提供されている．生命科学系データベースをまとめた Integbio データベースカタログ（https://integbio.jp/dbcatalog/?lang=ja）では，以下のように説明されている（数値については，2024 年 3 月 14 日リリースの情報に基づき筆者更新）．
>
> "薬剤の化学的，薬理的，薬事的データとそのターゲット（配列，構造，パスウェイ）の詳細情報を収集，統合したバイオインフォマティクスおよびケモインフォマティクスのリソースです．薬剤エントリー 16,623 件のうち，承認された小分子薬剤が 2,785 件，承認されたバイオ製剤（タンパク質，ペプチド，ワクチン，アレルギー性物質）薬剤 1,627 件，栄養補助食品 135 件，実験的薬剤が 6,723 件以上が含まれています．5,295 件の非冗長タンパク配列が薬剤エントリーにリンクしています．各エントリーにつき 200 以上のデータ項目が存在します．"

4・1・6　Web スクレイピング

必要とするデータを取得するための Web API が提供されていないが，Web サイト上では閲覧可能な場合，その情報を一つずつ目視で確認し転記することを検討するような状況もある．しかし，手作業には，転記ミスや多大な作業時間を要するという問題が存在する．そこで選択肢にあがるのが，**Web スクレイピング**である．Web スクレイピングとは，インターネット上の指定したサイト上を巡回し，目的とするデータを自動的に収集することである．ただし，巡回先となる Web サイトの利用規約で Web スクレイピングが禁止されている場合もあるため，必ず実施前に Web スクレイピングを実施することが適切かどうかを確認すべきである．また，頻繁なアクセスにより巡回先となる Web サイトのサーバーに負荷をかけないように配慮する必要がある．

Web スクレイピングは基本的に以下の手順で行われる．

① スクレイピング対象となる Web ページにアクセスし，HTTP プロトコルなどによって HTML データを取得する．
② 取得した HTML を解析し，目的とするデータを検索・抽出する．
③ 抽出されたデータを整形し，データベースへインポートする．または，CSV，XML，JSON などの形式で保存する．

主要なプログラミング言語の一つである Python では，Beautiful Soup や Selenium といったライブラリを利用することで，Web スクレイピングを行うことが可能である．

4・1・7　WWW と VPN

Web API や Web スクレイピングのように，インターネット上で公開されているデータを取得できるが，ネットワークを介して医療機関や薬局などが保有するような機微なデータにアクセスする状況も存在しうる．その際には，さらにセキュリティ面を考慮した適切なアクセス方法を考える必要がある．

VPN 接続を利用すれば，遠隔地同士のネットワークが専用回線で接続するかのような状態となり，さらなるセキュリティの確保とプライバシー保護が期待できる（§1・3・2 参照）．

4・2　データベース管理の基礎知識

4・2・1　データベースの種類

§1・2 の内容をふまえ本節ではデータベースを実装し管理するために必要な知識について述べる．

関係データベース（RDB）が多く使われているが，**非関係データベース（NoSQL）**とよばれるものもある．

RDB は，行と列から構成される二次元の**テーブル**（表）が基本的な構成単位となっており，表計算ソフトで扱っている表と見た目は同様であるが，複数の表を関係付けて（**リレーション**）管理するという点が特徴である．また，RDB はカタカナで**リレーショナルデータベース**と記載されることも多い．RDB を利用するのには，**SQL** という言語が使用される．

一方，NoSQL は，SQL を使用しないで操作するデータベース全般をさす幅広い概念で，明確な定義がないともされる．RDB ではデータベースの構造を厳密に作成する必要がある一方で，NoSQL ではデータベースの構造が柔軟に対応できるという特徴をもっており，高速な処理が可能，データの増加に対応しやすいなどの利点がある．

関係データベース Relational Data Base, **RDB**
非関係データベース Not Only SQL, **NoSQL**
テーブル
リレーション
リレーショナルデータベース
SQL Structured Query Language（構造化問合わせ言語）

4・2・2　データベース設計

データベースを扱う際には，テーブル中のある特定の行を特定するための**主キー**（プライマリキー）が必要となる．主キーに選ばれた列には，**一意性**，**非 NULL 性**の二つの制約が課されることとなる．一意性とは，データに重複がなく，同じ値をもつレコードがないことをいう．非 NULL 性とは，NULL の入力を認めないため，必ず何らかの値が入力されていなくてはいけないことをいう．ただし，一意性に関しては，複数列を組合わせて主キーとする場合には，個別の列が一意性を有している必要はない．これを**複合キー**とよぶ．

主キー
一意性
非 NULL 性

複合キー

外部キー

インデックス

前項では，RDB はテーブルとテーブルとが関係付けられていることが特徴であることを述べた．テーブルとテーブルとを関係付けるために，他のテーブルを参照する列のことを**外部キー**とよぶ．

この他に，データの検索速度を向上するために設定される，索引として用いる列を**インデックス**とよぶ．基本的に，インデックスはテーブルの一つまたは複数の列で作成され，その列に格納されたデータの検索を効率化することができる．ただし，インデックスはデータの挿入，更新，削除を遅くする可能性があるので，必要な列でのみ使用することが推奨される．

4・2・3　ER 図

ER 図 Entity Relationship Diagram
実体 Entity
実体間の関係 Relationship

属性 Attribute

ER 図とは，データベースの設計を行う際に使用される図である．**実体**（Entity）と**実体間の関係**（Relationship）の組合わせでデータベースの構造が表現され，リレーショナルデータベースにおけるテーブルが Entity で，テーブル同士のリレーションが Relationship となる．さらに，Entity を詳細に説明するための**属性**が構成要素に加えられることもある．ER 図の描き方には，IE 記法や IDE-F1X 記法，Bachman 記法など，さまざまな記法がある．

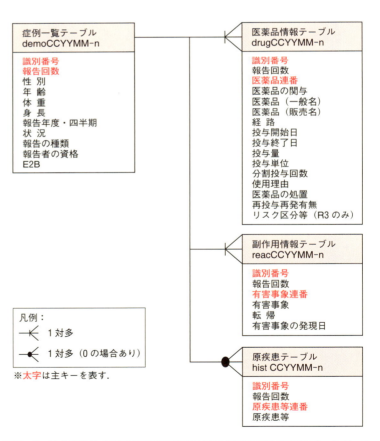

図 4・3　独立行政法人医薬品医療機器総合機構 医薬品副作用報告データベースの ER 図　（引用改変：https://www.pmda.go.jp/files/000213668.png）

図 4・3 は，医薬品医療機器総合機構が公開している医薬品副作用データベース（Japanese Adverse Drug Event Report database：JADER）の ER 図として公表されているものである．副作用が疑われる症例報告に関するデータベースである JADER は，症例一覧テーブル，医薬品情報テーブル，副作用情報テーブル，原疾患テーブルの四つのテーブルから構成されており，医薬品や有害事象，原疾患等が 1 症例に対して複数存在する可能性があるので，1 対多の関係でリレーションされていることを読み取ることができる．

4・2・4 正 規 化

データベース設計において，データが重複せず，矛盾なく取扱うことができるようにする**正規化**は，データベースの安定した運用のために必要不可欠である．

たとえば，表 4・2 のような薬局の医薬品の調剤記録があったとする．

正規化

表 4・2　医薬品の調剤記録のサンプル（非正規形）

調剤番号	患者番号	患者氏名	生年月日	調剤日	薬コード	薬名称	薬規格	薬数量	薬コード	薬名称	薬規格	薬数量
10001	0001	東京太郎	2000/1/1	2020/1/1	111111	A 錠	100 mg	90	222222	B 錠	500 mg	30
10002	0002	同人次郎	1990/1/1	2020/1/10	111112	A 錠	200 mg	60	333333	C 錠	3 mg	10
10003	0001	東京太郎	2000/1/1	2020/2/1	444444	D 錠	200 mg	90				

調剤した薬の数が多いほど繰返し列が増えていく形となっており，二次元のテーブルとして扱いが難しい形になっている．このように正規化されていないテーブルを**非正規形**とよぶ．

非正規形

そこで，繰返しになっている列を排除し，表 4・3 のように構築されたテーブルを**第 1 正規形**とよぶ．また，この例には存在しないが，第 1 正規化では他の列の情報から導出可能な列についても排除する．たとえば，商品の売上で単価と販売個数，販売金額という列があった場合，販売金額は単価と販売個数から計算できるため排除される．

第 1 正規形

表 4・3　表 4・2 の第 1 正規形

調剤番号	患者番号	患者氏名	生年月日	調剤日	薬コード	薬名称	薬規格	薬数量
10001	0001	東京太郎	2000/1/1	2020/1/1	111111	A 錠	100 mg	90
10001	0001	東京太郎	2000/1/1	2020/1/1	222222	B 錠	500 mg	30
10002	0002	同人次郎	1990/1/1	2020/1/10	111112	A 錠	200 mg	60
10002	0002	同人次郎	1990/1/1	2020/1/10	333333	C 錠	3 mg	10
10003	0001	東京太郎	2000/1/1	2020/2/1	444444	D 錠	200 mg	90

このテーブルでは，調剤番号と薬コードは，これら二つの情報を与えられれば，どの行のことをさしているかが特定できるようになっており，これらの 2 列の情報が主キー（複合キー）となっている．また，調剤番号の情報が与えられれば，

部分関数従属
第2正規形

患者番号〜調剤日の情報が特定でき，薬コードの情報が与えられれば薬名称〜薬規格の情報が特定できるようになっている．このように主キーの一部の情報から列の情報が特定できる関係を**部分関数従属**とよぶ．第1正規形のデータから，部分関数従属している列を分割したものを**第2正規形**とよぶ．以下は第2正規形に加工したデータであり，表4・4と表4・5は調剤番号で，表4・4と表4・6は薬コードでリレーションしている．

表4・4 調剤医薬品テーブル

調剤番号	薬コード	薬数量
10001	111111	90
10001	222222	30
10002	111112	60
10002	333333	10
10003	444444	90

表4・5 調剤患者情報テーブル

調剤番号	患者番号	患者氏名	生年月日	調剤日
10001	0001	東京太郎	2000/1/1	2020/1/1
10002	0002	同人次郎	1990/1/1	2020/1/10
10003	0001	東京太郎	2000/1/1	2020/2/1

表4・6 医薬品マスタ

薬コード	薬名称	薬規格
111111	A錠	100 mg
111112	A錠	200 mg
222222	B錠	500 mg
333333	C錠	3 mg
444444	D錠	200 mg

推移的関数従属
第3正規形

さらに，第2正規形となったなかにも表4・5では患者番号の情報が与えられれば，患者氏名〜生年月日の情報は特定可能である．このように，主キー以外の情報から情報を特定できる関係を**推移的関数従属**とよぶ．第2正規形のデータから，推移的関数従属している列を分割したものを**第3正規形**とよぶ（表4・7，表4・8）．

表4・7 調剤患者テーブル

調剤番号	患者番号	調剤日
10001	0001	2020/1/1
10002	0002	2020/1/10
10003	0001	2020/2/1

表4・8 患者マスタ

患者番号	患者氏名	生年月日
0001	東京太郎	2000/1/1
0002	同人次郎	1990/1/1

業務において，さらに高次の正規化が求められることもあるが，ここでは説明を割愛する．

コラム4・3　さまざまな医薬品コードの存在

本項で説明に用いたデータでは，薬コードはサンプルのコードを用いたが，実際には他施設とデータを統合して用いることなどができるように標準的なコードを用いることも多い．医薬品に関するコードには，レセプト電算処理システム用コード，薬価基準収載医薬品コード，個別医薬品コード（YJコード），HOTコードなどさまざまな種類が存在するため，データベースの構築時および分析時のいずれにおいても，それぞれのコードの特性を把握して適切に利用する必要がある．

4・2・5 トランザクション管理と排他制御

　データベースを更新する際の切離すことができない一連の処理を**トランザクション**とよぶ．たとえば，医薬品Aを調剤する際，在庫を管理するデータベースから調剤した数量分の医薬品Aの在庫を減らし，調剤記録のデータベースに医薬品Aを調剤した数量を記録するとする．この一連の処理がトランザクションである．もし，この処理の途中で障害が発生して在庫を管理するデータベースにおける医薬品Aの在庫を減らす処理までしか記録されず，調剤記録に医薬品Aを調剤したことが記録されなければ，データに矛盾が発生してしまう．したがって，トランザクションは，以下の**ACID特性**を有するよう実施されることが必須とされる．

　原子性（Atomicity）：トランザクション内のすべての操作は，一つのまとまりとして扱われるため，すべてが成功するか，全く実行されないか，のいずれかで終了すること．

　一貫性（Consistency）：データベースの内容が，矛盾のない一貫性のある状態であること．

　隔離性（Isolation）：複数のトランザクションが同時に実行されても，順番に実行しても結果が同じとなり，それぞれが独立しているかのように動作すること．

　耐久性（Durability）：トランザクションが正常に終了した場合，その結果は障害が発生してもデータベースから消失しないこと．

　トランザクションが一連の処理を問題なく完了できたときに，データベースへの更新を確定させる．これを**コミット**とよぶ．

　排他制御（同時実行制御）とは，複数のトランザクションが同一のデータに同時にアクセスしたときに，データの不整合が生じないように制御する機能のことである．このときに，データへのアクセスを制限することを**ロック**とよぶ．

　ロックには，**共有ロック**と**排他ロック**がある．共有ロックは，データを読み込むことはできても，変更することはできないようにするもので，データの読み込みのみの操作に使用される．他のトランザクションもデータの読み込みは可能である．排他ロックは，自身以外の他のトランザクションからのデータの読み込みと書き込みがともにできないようにするものである．

　複数のトランザクションが，互いに相手の必要としているデータをロックしてしまい，互いにロックの解除を待ち続けて実行できなくなる状態を**デッドロック**という．デッドロックが発生した場合には，後述するロールバックを行う．

4・2・6　データベースの障害回復

　データベースの障害は，ディスクやメモリの容量不足や故障，電源供給の途絶といったハードウェアの問題や，不適切な操作やバグといったソフトウェアの問題，通信障害など，さまざまな原因によって発生する．したがって，データベースの障害が発生した場合に早急に回復できるように備えておく必要がある．データベースの障害回復には，**バックアップファイル**や**ログファイル**を用いる．バッ

クアップファイルは，ある時点のデータベースの内容を複製したものであり，ログファイルはデータベースの更新前と更新後の値を書き出して，データベースの更新履歴を記録したファイルである．

ロールフォワード
ロールバック

データベースの障害回復には，**ロールフォワード**（前進復帰）と**ロールバック**（後退復帰）がある．

a. ロールフォワード　トランザクションの処理中ではなく，ディスクの障害などで突然データベース障害が発生してしまった場合などに行われる．まず，バックアップファイルからデータベースを復元する．ついで，バックアップファイル作成以降に正常にコミットされたトランザクションの情報をログファイルから取得して適用していく（前進復帰）．これにより，データベース障害の発生直前の状態にまでデータベースを復旧させることが可能となる（図4・4）．

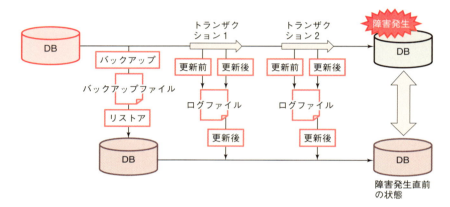

図4・4　**ロールフォワードの概念**　DBはデータベースを示す．

b. ロールバック　トランザクション処理中に何らかの障害が発生して，トランザクションが正常に処理されなかった場合などに行われる．ログファイルには，更新前の値が保存されているため，障害が発生したトランザクション開始前の値を反映させる（後退復帰）．これにより，トランザクション開始直前の状態に復旧させることが可能となる（図4・5）．

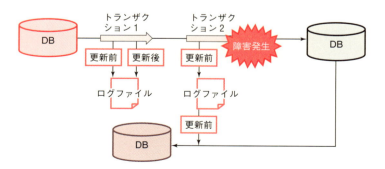

図4・5　**ロールバックの概念**　DBはデータベースを示す．

4・2・7 分散データベース

物理的に分かれている複数のデータを，見かけ上は一つのデータベースとして取扱えるようにしたものを**分散データベース**とよぶ．これにより，一つのサイトで障害が発生した場合でも他のサイトが機能を維持することができるなどの利点がある．一方で，その設計や管理が複雑化するというデメリットがある．

　分散データベースでは，データの整合性を保つために，トランザクション処理を行うために**2相コミット**という方法がとられている．これは，まず更新準備処理としてデータベースの各サイトにトランザクションがコミットできるかを確認する．コミット/ロールバック処理として，更新準備処理ですべてのサイトからコミット可能と応答があればすべてのサイトでトランザクションをコミットし，一つでもコミット不可であればすべてのサイトでロールバックを指示し，トランザクションは取消されるという方法である．

> 分散データベース
>
> 2相コミット

例題 4・1 以下のプロトコルのうち，ブラウザからのWebページの閲覧に利用されているものはどれか．
1. HTTP　2. FTP　3. IMAP　4. SMTP　5. NTP

解 答 1.

　HTTPというプロトコルに則ってクライアントであるWebブラウザからのリクエストにサーバがレスポンスを返すという形で通信を行っているためWebページの閲覧が可能となっている．

例題 4・2 以下のうち，平成30年11月22日付け薬生安発1122第6号厚生労働省医薬・生活衛生局医薬安全対策課長通知「医療用医薬品の添付文書等に係る記載要領改訂に伴う添付文書情報の電子化書式の変更について」において，新たな添付文書情報の電子化書式として指定されているものはどれか．
1. CSV　2. XML　3. URL　4. SGML　5. JSON

解 答 2.

　以前はSGMLが用いられていたものが，上述の通知によってXMLに変更となった．

例題 4・3 以下のデータベースに関する記述のうち，適切なものはどれか．
1. リレーショナルデータベースにおいて，主キーを設定するのはテーブル中のレコードを一意に特定できるようにするためである．
2. 非NULL性とは，データが入力されていなくても許容する性質のことである．
3. 複合キーとは，データベースを更新する際の切離すことができない一連の処理のことである．
4. インデックスは，できるだけ多くの列に設定すべきである．
5. ER図で示されるリレーションは必ず1対1の関係となる．

解 答 1.

2. 非NULL性とは，NULLの入力を認めないため，必ず何らかの値が入力されていなくてはいけないことをいう．
3. 複数列を組合わせて一意性を確保した主キーをさす．問題文の記述はトランザクションの記述である．

4. インデックスはデータの挿入，更新，削除を遅くする可能性があるので，必要な列でのみ使用することが推奨される
5. ER 図で示されるリレーションは 1 対 1 の関係には限定されない．1 対 1 と 1 対多のいずれのリレーションも存在しうる．

例題 4・4 以下の正規化に関する記述のうち，最も適切なものはどれか．
1. 非正規形には，関数従属している列が存在しえない．
2. 第 1 正規形には，他の列の情報から導出可能な列が存在しうる．
3. 第 1 正規形には，部分関数従属している列が存在しうる．
4. 第 2 正規形には，推移的関数従属している列は存在しえない．
5. 正規化を行うことで，リレーションの存在しないシンプルなテーブルが構築される．

解 答 3.
　正規化は，データが重複せず，矛盾なく取扱うことができるようにするために行われ，テーブルは分割されてリレーションが発生する．非正規形における列の繰返しや他の列の情報から導出可能な列の排除を行ったものが第 1 正規形である．第 1 正規形の中から，部分関数従属している列を切出したものが第 2 正規形である．第 2 正規形の中から，推移的関数従属している列を切出したものが第 3 正規形である．

例題 4・5 以下のデータベースの管理に関する記述のうち，誤っているものはどれか．
1. 異なるトランザクション処理が，同一データベースを同時に更新することによるデータの不整合を防ぐために排他制御が必要である．
2. トランザクションに求められる ACID 特性のうち，"トランザクション内のすべての操作は，一つのまとまりとして扱われるため，すべてが成功するか，全く実行されないか，のいずれかで終了すること"を原子性（Atomicity）という．
3. ロールフォワードでデータベースの障害回復を行う際，バックアップファイル作成前にコミットしたトランザクションのログファイルは不要である．
4. トランザクション処理中に障害が発生しロールバックする場合，ログファイルの更新後情報を使用する．
5. 分散データベースでは，データの整合性を保つために，トランザクション処理を行うために 2 相コミットという方法がとられる．

解 答 4.
　ロールバックの際に用いられるのは更新前情報である．

第 5 章　データ処理の基礎知識と自動化

学生へのアドバイス　コンピュータの性能向上は日進月歩で，現在，皆さんが使用しているパーソナルコンピュータ（PC）の性能は，一昔前のスーパーコンピュータの性能をはるかに凌駕している．世界最初のスーパーコンピュータはクレイ・リサーチ社が 1976 年に開発した "Cray-1" である．その性能は約 160 メガフロップスで，1 秒間に 1 億 6000 万回の浮動小数点演算が可能だった．一般的な現代の PC の処理能力は数百ギガフロップスから数十テラフロップスで，Cray-1 の数千から数十万倍の処理能力がある．このような高性能なコンピュータに自分の思い通りの仕事をさせることができれば，特に，コンピュータによって処理を自動で行えれば，非常に多くの有益なことを効率よく行うことが可能となる．今後ますます，コンピュータを使いこなす能力が重要となるため，ここで学んだことを参考に，積極的にコンピュータを使うようにしてほしい．

5・1　処理の自動化の基本

　コンピュータに自分の思い通りの仕事をさせるためには，コンピュータそのものを理解し，コンピュータではどのようなことができて，どのようなことができないか，また，どのようなことが得意で，どのようなことが苦手かを理解する必要がある．　　　　　　　　　　　　　　　　　　　　　　　　　　コンピュータ

5・1・1　コンピュータの構造

　コンピュータとは，一言でいうとデータを処理する電子機器である．**プログラム**とよばれる一連の命令に従って，計算，データの加工，保存，検索，通信といった作業を自動的で行う装置である．多様な用途に応じて，家電機器（炊飯器や冷蔵庫など）に内蔵のマイクロコンピュータから，スマートフォン，PC，サーバ，スーパーコンピュータまで，さまざまな形，大きさ，処理能力のものがある．　　　　　　　　　　　　　　　　　　　　　　　　　　　　　　　プログラム

　扱うデータの種類により，**アナログコンピュータ**と**デジタルコンピュータ**に大別される．アナログコンピュータは電圧などの連続的な物理量を入力して，処理をするものである．現在では，デジタルコンピュータの性能向上が著しく，アナログデータもデジタルデータに変換（AD 変換）して，デジタル化して，デジタルコンピュータで処理される．デジタルコンピュータはデジタルデータを処理するコンピュータである．　　　　　　　　　　　　　　　　　　　　　アナログコンピュータ　デジタルコンピュータ

　デジタルデータとは，数値や記号などを 0 と 1 の二進数の形で表現した情報のことである．どのような量をどのような形で表現するかは，業界で，規格化されている．たとえば，画像データなら，jpeg や png といった規格があり，音声データなら wav, mp3, aac などがある．デジタルデータの最大の利点は，データが数　　　　　　　　　　　　　　　　　　　　　　　　　　　　　　　デジタルデータ

値化されているので，複製しても全く劣化しないということである．また，デジタルコンピュータで扱うことができ，加工や変換も容易であるという特徴をもつ．

古典コンピュータ
量子コンピュータ

コンピュータの分類には，別の分類の仕方もあり，それは，**古典コンピュータ**か**量子コンピュータ**かというものである．量子コンピュータは，異なった量子状態を重ね合わせて作った状態をそのまま一度に処理できるコンピュータである．量子状態を重ね合わせてつくった状態を処理できないコンピュータを古典コンピュータとよぶ．通常のデジタルコンピュータは古典コンピュータである．量子コンピュータはある種の問題に対しては，古典コンピュータよりも圧倒的に高速に処理することが可能で，これを**量子超越性**という．最近，やっと，量子超越性が示された．量子多体計算にも量子コンピュータは有効であると考えられており，医薬品開発は，量子コンピュータの進展により急激に進歩すると考えられている．現在世界各国で，量子コンピュータの開発が進められているが，現在のところは研究段階で，実用化されるまでにはまだしばらく時間がかかると考えられている．本節では以降，コンピュータといえば，古典デジタルコンピュータをさすこととする．

量子超越性

ハードウェア hardware
ソフトウェア software

コンピュータの物理的な構成体を**ハードウェア**とよび，コンピュータを動作させるための命令の集まりであるプログラムなどを**ソフトウェア**とよぶ．

コンピュータのハードウェアを見てみよう．ハードウェアはおもに5種類の装置から構成されている．① 中央処理装置（CPU），② 主記憶装置，③ 補助記憶装置，④ 入力装置，⑤ 出力装置である．概念図を図5・1に示す．

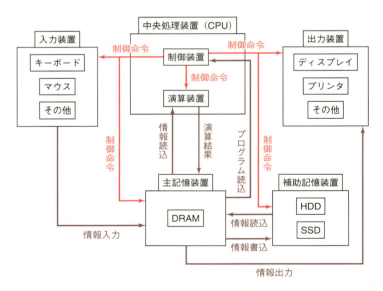

図5・1　コンピュータの構造

中央処理装置 Central Processing Unit, **CPU**

中央処理装置（CPU）はコンピュータの心臓部で，制御装置と演算装置から構成されている．プログラムに従って，制御装置が他の装置を制御して動作する．現在のPCのCPUでは，複数の機能の異なったCPUが一つのパッケージ内に収められており，同時に異なった複数の処理をこなすことが可能となってい

る．演算装置は，各種演算を行う．画像処理に特化した **GPU** を搭載するものもある．GPU は画像データのような多数のデータを同時に処理できるよう演算装置が多数配置されている．最近では，人工知能の深層学習の演算にも GPU が活用されている．

主記憶装置は CPU が直接アクセスする記憶装置で，ここにあるプログラムとデータを CPU が処理する．主記憶装置は情報を高速に自由に読み書きできる装置で現在では **DRAM** がおもに使用されている．DRAM は半導体回路とコンデンサーを組合わせたものでコンデンサーに蓄えられた電荷の有無で，二進数の 0 と 1 のデータを保存するものである．動的（Dynamic）の意味は，データを維持するために定期的に電荷を再充填（リフレッシュ）する必要があることを表している．そのため，DRAM に保存されているデータは，コンピュータの電源を落とすと消えてしまう．DRAM よりも高速に動作する **SRAM** というものもある．半導体回路でできたメモリで，電源が供給されている限り，データは保持され，データを維持するために再充填を必要としない．CPU 内のデータの一時保管場所であるレジスタや CPU と主記憶装置の仲介役のキャッシュメモリなどに使用されている．SRAM のデータも電源を落とすと消えてしまう．

補助記憶装置は，電源を落としてもデータが消えない記憶装置である．その分，データへのアクセス速度は遅くなる．現在，おもに PC の補助記憶装置に使用されているのは **SSD** と **HDD** である．HDD は磁気記憶によりデータを保持する記憶装置である（図 5・2）．磁気の SN で信号の 0 と 1 を表す．HDD は複数の回転するディスクとデータの読み書きを行うヘッドで構成されている．ディスクの回転速度は毎分 5 千回から 1 万回で，磁気ヘッドもアクチュエータで精密にディスク上を移動して，ディスクに磁気データを書き込んだり，読み出したりする．データ容量が大きいものでは 3.5 インチの HDD で 16 TB 程度の容量のデータを保存することができる．HDD の利点はデータ容量あたりの値段が安く，大きさあたりのデータ容量が大きいことで，欠点はディスクを回転するモータやヘッドを移動させるアクチュエータなどメカニカルな部分があるので，衝撃に弱く，部品が摩耗するので寿命が数年程度と短いことがあげられる．身近な例では，ビデオのレコーダに使用されている．ビデオデータは容量が大きいので，HDD が適している．

GPU Graphics Processing Unit

主記憶装置 main memory

DRAM Dynamic Random Access Memory

SRAM Static Random Access Memory

補助記憶装置 auxiliary memory

SSD Solid State Drive
HDD Hard Disk Drive

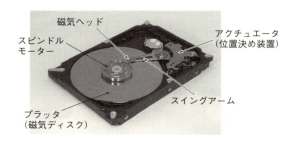

図 5・2　**HDD の構造**

SSD はフラッシュメモリを用いてデータを保存する補助記憶装置である（図 5・3）．半導体でつくられておりメカニカルな箇所がないので，衝撃に強く，無音で，データアクセス速度も HDD より高速で，消費電力も小さいという利点がある．この特徴のため，PC やサーバのシステム用補助記憶装置に用いられている．欠点は，容量あたりの価格が高いことがあげられるが，近年，だいぶ改善された．**フラッシュメモリ**は，電源が切れてもデータを保持することが可能な非揮発性記憶装置である．フラッシュメモリのセルは，フローティングゲートとよばれる絶縁されたゲートをもっており，ここに電子を蓄積することが可能となっている．電子を移動させるときは，高電圧をかけてトンネル効果を用いる．高電圧をかけていないときは，絶縁状態となり，電子はフローティングゲート内に留まる．フローティングゲート内の電子の電荷量でトランジスタの動作が変わり，これにより電荷量を測ることができ，電荷量の違いで 2 進数の情報を保持する．基本的なフラッシュメモリはシングルレベルセル（SLC）といって，電荷があるかないかで 1 ビットを表現するが，マルチレベルセル（MLC）では 2 ビット，すなわち 4 段階の電荷状態を，トリプルレベルセル（TLC）では 3 ビット，8 段階の電荷状態を，クワッドレベルセル（QLC）では 4 ビット，16 段階の電荷状態を保つことができる．フラッシュメモリは，書き換え回数が有限で，SLC で 10 万回程度，MLC で数万回程度である．

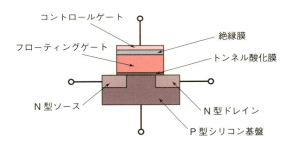

図 5・3 フラッシュメモリの構造

　入力装置はコンピュータに情報を入力する装置のことで，PC では，文字や数字などの情報を入力するキーボード，位置情報を入力するマウス，タッチパット，ペンタブレット，音声を入力するマイク，画像を入力するカメラやスキャナーなどがある．病院のシステムでは，レントゲン装置，MRI 装置，CT 装置，心電図，エコーなど患者の身体状況データを入力する多様な装置がある．

　出力装置は，コンピュータが処理したデータをユーザなどに伝えるために使用される装置である．PC では，画像データを出力するディスプレイ，プロジェクター，プリンタ，音声データを出力するスピーカーやヘッドフォンなどがある．工場などでは，物理的な動作を行うロボットアームなどもある．

　入力装置，出力装置とコンピュータとの接続には，専用のインターフェースが用意されている．PC では USB，HDMI，Bluetooth が一般的に用いられている．**USB** は，universal（汎用）とつくように汎用的なビットシリアル伝送を行う通

信規格である．ビットシリアル伝送とは，一つの信号線（アースも含めると二つの信号線）を使って，ビット単位で，データを順次送信する方式である（現在ではデュアルレーンのものもある）．接続するコネクタの形状で USB type A, B, C があり，また，バージョンとして，USB 2.0, 3.x, 4 があり，バージョンの違いで通信速度が変わる．最新の USB4 の通信速度は 40 Gbps である．**HDMI** は高解像度のオーディオおよびビデオデータをデジタル形式で伝送するためのインターフェース規格である．著作権で保護されたコンテンツの無許可の複製を防ぐため **HDCP** をサポートしているという特徴がある．最新バージョンの 2.1 では 8K 解像度をサポートしている．**Bluetooth** は 2.4 GHz 帯の電波を用いた短距離無線通信規格（数メートル程度）で，PC とキーボード，マウス，ヘッドセットの通信に用いられている．また，スマートフォン間の通信にも使われている．マウスやヘッドセットなどは有線接続だと使い勝手がよくないので，Bluetooth が多く用いられている．

HDMI High-Definition Multimedia Interface

HDCP High-bandwidth Digital Content Protection

Bluetooth

コンピュータに情報を入出力する装置には通信装置もある．コンピュータ間や周辺機器とのデータの送受信を行う装置である．有線ネットワークの標準規格はイーサネットで，ツイストペアケーブルを用い，RJ45 という規格のコネクタを用いる．通信速度も現在の PC の標準は 1 Gbps* だが，10 Gbps のものを搭載したものも増えてきている．他の PC とイーサネットで接続するためには，スイッチングハブという装置を使用する．たとえば，12 ポートのスイッチングハブでは，12 台までの PC と相互通信できるローカルエリアネットワーク（LAN）を構築できる．無線で情報通信する規格に Wi-Fi がある．Wi-Fi は IEEE802.11 規格に基づいたもので，さまざまなバージョンがある．2.4, 5, 6 GHz 帯の周波数の電波を用いている．通信可能距離は，数十メートル程度である．最新規格の 802.11ax（Wi-Fi 6）では最大通信速度は 9.6 Gbps である．公衆でのサービスもあるので，セキュリティ機能が用意されている．LAN との接続には Wi-Fi ルータという機器が用いられている．

* bps（bit per second）：1 秒間に 1 ビットのデータを送れること．1 Mbps は 1 秒間に 10 億ビットのデータを送れることを示す．

5・1・2 さまざまな種類のコンピュータ

社会では，さまざまな種類のコンピュータが使用されている．皆さんが毎日使用しているスマートフォンが最も身近なコンピュータである．皆さんがレポート作成や実験データの解析に自宅で使用しているのはノート型 PC だろう．大学のコンピュータ演習室や，大学の事務室，研究室には多数のデスクトップ型 PC が設置されているだろう（図 5・4）．さまざまな企業の Web サイトを表示している Web サーバや電子メールを送受信しているメールサーバなどのサーバは，

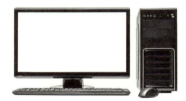

図 5・4 典型的なデスクトップ PC
［出典：Shutterstock.com/Den Rozhnovsky］

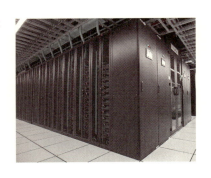

図 5・5 データセンターのラックにマウントされているサーバ
［出典：HAIYAN/stock.adobe.com］

サーバルームのラックに収められているラックマウント型のコンピュータである（図 5・5）．Amazon などの世界的な電子商取引を扱っているサーバは大規模なデータセンターに設置されている．米国では，ブラックフライデーやサイバーマンデー，クリスマスシーズンに商品の売上げが急激に増える．Amazon はこの大量の注文を捌けるように大規模で効率的なコンピューティングインフラストラクチャを構築してきた．この時期を外すと，コンピューティングインフラストラクチャは使用率が一気に下がり，そのまま置いておくのは効率が悪いということで，余った計算機資源を外部に貸し出すことにしたのが，AWS（Amazon Web Services）の始まりといわれている．AWS は Amazon が提供するクラウドコンピューティングプラットフォームである．自社でサーバを保有するより効率がよく，セキュリティも管理され，必要に応じて，計算資源の大きさも自由に変更可能なので，現在では，多くの会社が AWS をはじめ，多くのクラウドコンピューティングプラットフォームを使用している．大規模データセンターのラックマウント型のサーバは，ネットワークを通じて計算機の資源を提供するので，キーボードやマウスといった入力装置や，ディスプレイといった出力装置も接続されておらず，ネットワーク越しにリモートで管理されている．

さらには，科学技術計算能力に特化したスーパーコンピュータといったコンピュータや人工知能研究や利用に特化したコンピュータもある．コンピュータは形も大きさも，接続されている入出力装置も，用途によって千差万別である．

5・1・3 OS

さまざまな形態のコンピュータがあることが理解できたと思うが，ハードウェアだけでは使うことができない．コンピュータを使用するにはソフトウェアが必要である．コンピュータの基本的な機能を提供するソフトウェアを**オペレーティングシステム（OS）**という．コンピュータの形態に合わせて，色々な種類の OS が存在する．具体的には，スマートフォンやタブレット PC 向けには Google が開発した Android，Apple が開発した iOS などがある．Apple はタブレット向けには iPadOS がある．PC 向けには，Microsoft が開発した Windows，Apple の macOS，Google の ChromeOS，オープンソースの Linux などがある．サーバやスーパーコンピュータでは，Linux や UNIX が使われている．

OS の基本的な機能としては，① メモリ，プロセッサの時間，ディスクスペー

オペレーティングシステム
Operating System, OS

スなどのハードウェアリソースの管理，② ユーザインターフェースの提供，③ アプリケーションソフトウェアの実行のサポート，④ ファイルシステムの管理，⑤ セキュリティ機能の提供などがある．OS の心臓部を**カーネル**という．メモリ，デバイス，プロセスなどの管理を行う．

カーネル　kernel

　OS は通常，SSD などの補助記憶装置に保存されている．PC では，**UEFI** というファームウェアを通してコンピュータの起動時に読み込まれる．UEFI はコンピュータのフラッシュメモリに保存され，電源が入れられたとき，最初に動作する命令が入っている．起動時にハードウェアのチェックと初期設定を行ったあと，OS を読み込む．

UEFI　Unified Extensible Firmware Interface

ファームウェア firmware ハードウェアデバイスが正しく動作するためにハードウェアに組込まれたソフトウェアのこと．

　個別の OS の特徴を見てみよう．Android は 2008 年に Google によって開発された，スマートフォン，タブレット向けの OS で，Linux カーネルをもとにしており，オープンソースなので，開発者は自分の用途に合うようにカスタマイズ可能である．スマートフォン，タブレット向けなので，人が指で操作するタッチ画面での操作に適した **GUI** をもっている．マルチユーザもサポートしている．Android 上で稼働するアプリケーションを開発するには，Android Studio という PC 上（Windows/Mac/Linux）で動作する開発環境を用いて，Java という言語か Kotlin という言語を用いる．Kotlin は Java のライセンスが有料化されたことにより，Google が新たに開発した Java によく似たプログラム言語である．

GUI Graphical User Interface

　iOS は Apple の iPhone, iPod, iPad 用に開発された OS で，現在は iPhone のみに使用されている．カーネルは，カーネギーメロン大学で開発された Mach マイクロカーネルを改良した XNU というものである．Apple の PC 用の OS である macOS も，Apple のタブレット用 OS の iPadOS も XNU カーネルを採用している．iOS はシングルユーザ用の OS で，iPhone 向けに専用に開発されているため，ハードウェアとソフトウェアの緊密な統合が実現されており，高いパフォーマンス，安定性およびセキュリティが実現されている．アプリケーションの開発環境は，Apple の PC 上の macOS でのみ動作する Xcode である．開発言語は，Objective-C がおもに用いられてきたが，現在では 2014 年に開発された Swift という Java に似た言語が主流となっている．

　PC 用の OS では Microsoft の Windows が最もポピュラーな OS である．使いやすい GUI を備えた OS で，アプリケーションは，それぞれ独立なウィンドウとして，表示される．アプリケーションを含むファイルやフォルダはアイコンで表示され，マウスやタッチパッドを用いて直感的に操作できるようになっている．現在の Windows のカーネルは Microsoft が独自に開発したモダンな WindowsNT カーネルをもとにしている．Windows 上のアプリケーションは Visual Studio を用いて開発される．.NET（ドットネット）というクロスプラットフォームのソフトウェア環境が開発され，C#，VB.NET といった言語でアプリケーションの開発が可能になっている．Windows 上で直接動くアプリケーションは C++ 言語で開発される．

　Apple の PC である Mac 用の OS は macOS で，先ほど述べたように XNU カーネルをベースにしており，基本的には UNIX ベースの OS だが，Windows 同様，

使いやすい GUI を備えている．iPhone，iPad，Apple TV，Apple Watch などと連携するようにできている．macOS 上で動作する GUI アプリケーションは，Xcode で Objective-C や Swift 言語で開発する．

ChromeOS は，Google が 2011 年に開発した新しい OS で，動作が軽く，低コストなので，おもに小中学校での教育現場で使われている．Linux をベースにした OS で，Google Chrome ブラウザを使って，クラウドサービスにアクセスして，クラウドサービスを使用するときのクライアントマシンとしておもに使われている．

サーバではおもに UNIX と Linux が使用されている．Microsoft のアプリケーションサービスを提供する場合は，Windows Server が使われている．

UNIX は 1960 年代後半に AT&T のベル研究所で開発が開始された OS で，マルチタスクとマルチユーザをサポートした現代的な OS の始祖と考えられている．それまでの OS はアセンブル言語で記述されていたが，UNIX は高水準言語（人間がわかりやすい構文で書かれたプログラム言語のこと）である C 言語で書かれ，初めて高水準言語で書かれた OS である．そのため，さまざまな機種への移植性すなわちポータビリティがよく，また，改良も容易に進められた．C 言語は UNIX を開発するために開発された言語である．UNIX はその後，開発が続けられ，商用ベースでも，IBM 社の AIX，Hewlett Packard 社の HP-UX，Oracle 社の Oracle Solaris などがあり，各社のサーバやスーパーコンピュータの OS として使用されている．オープンソースの UNIX 系の OS には FreeBSD がある．BSD は Berkeley Software Distribution の略で，カリフォルニア大学バークレー校で開発された UNIX 系 OS である．BSD では，インターネットプロトコルが実装され，インターネットの普及に貢献した．

トーバルズ Linus Torvalds

Linux はトーバルズ氏が個人で開発した UNIX 系の Linux カーネルを採用した OS である．オープンソースの OS で，その後多くの開発者が加わって，現在も発展し続けている．デスクトップ PC 向けや，エンタープライズサーバ向けなど多くの種類のディストリビューションが開発されている．

CLI Command Line Interface

UNIX と Linux のユーザインターフェースの基本はキーボードからコマンドを打ち込んでコンピュータの操作を行う **CLI** である．現在でもサーバの管理や，科学技術計算などは，CLI が盛んに使用されている．GUI も用意されていて，X Windows System というシステムが使われている．特徴はネットワーク透過性で，サーバ上のアプリケーションの GUI をネットワーク越しに離れたクライアントマシンの画面に表示することが可能となっている．

5・1・4 シェル

シェル Shell

CLI を用いてコンピュータとやりとりするとき，ユーザと OS の間のインターフェースを提供するプログラムが**シェル**である．シェルは，CLI を提供するだけでなく，スクリプティング機能をもち，シェルスクリプトで一連のコマンドを順番に自動的に実行させることが可能である．また，パイプやリダイレクトの機能をもち，コマンドの出力を他のコマンドの入力にしたり，結果をファイルに書き

出したりすることが可能となっている．ジョブの管理機能もある．色々な種類のシェルがあるが，自分が使用するシェルは chsh コマンドで変更可能である．現在広く使われているシェルは bash（Bourne-Again Shell）と zsh（Z Shell）である．bash は GNU プロジェクトの一環としてつくられたシェルで，UNIX の元々のシェルである sh（Bourne Shell）の拡張版である．zsh は bash のさらに拡張版で，コマンドの補完機能を備えている．macOS の標準シェルは zsh である．GNU プロジェクトは，1983 年にストールマン氏によって開始されたフリーソフトウェア運動の一環である．ユーザがソフトウェアを自由に実行，コピー，配布，研究，変更，および改善できるべきだという哲学に基づいており，GPL（GNU General Public License）というソフトウェアライセンスを作成して，このライセンスで多くの有用なソフトウェアが開発されている．CLI を使用するためにはターミナルエミュレータソフトを立ち上げる．Linux では，X Windows System を使用する標準の xterm がある．統合デスクトップ環境の GNOME では GNOME Terminal が，KDE デスクトップ環境では Konsole というものがある．macOS では "アプリケーション" フォルダ内の "ユーティリティ" フォルダ内に "ターミナル" というアプリケーションがある．

ストールマン Richard Stallman

図 5・6 を見るとわかるように，ターミナルを立ち上げると，コマンド入力待ちになり，キーボードからコマンドを入力して，実行することが可能である．CLI ではキーボードからコマンドのスペルを正しく入力する必要があるので，コマンドのスペルを覚えておく必要がある．コマンドの補完機能が zsh にはあるので，途中まで入力して Tab キーを押すと補完機能でコマンドの候補を表示してくれる．

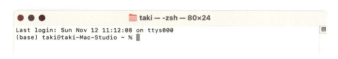

図 5・6 macOS でターミナルを開いたところ

また X Windows System を使用するためのアプリ XQuartz を起動すると xterm が立ち上がる．

Windows 11 では，"Windows ツール" を選択すると多数のツールが表示される．この中に "コマンドプロンプト" と "Windows PowerShell" がある．コマンドプロンプトは古くからある CLI で，一部，Windows の前身の MS-DOS 時代のコマンドを受け継いでいる．Windows PowerShell は Windows 7 から搭載されるようになった新たな CLI だが，現在は，クロスプラットフォームの PowerShell が標準で使用されるようになっている．Windows ツール内の Windows PowerShell を起動すると最新の PowerShell 7 のインストールが促される．この指示に従ってインストールした後は，スタートメニューから右上の "全てのアプリ" を選択すると "P" のところに "PowerShell 7" が表示される（図 5・7）．使用できるコマンドも PowerShell 7 では，だいぶ UNIX や Linux のシェルに近づいた．また，

Windows 11 には WSL2（Windows Subsystem for Linux）という仮想環境があり，Linux をインストールして実行することが可能となっている．標準では Ubuntu という Linux ディストリビューションがインストールされている．Linux を使用してみたい Windows ユーザの方にはインストールすることをおすすめする．

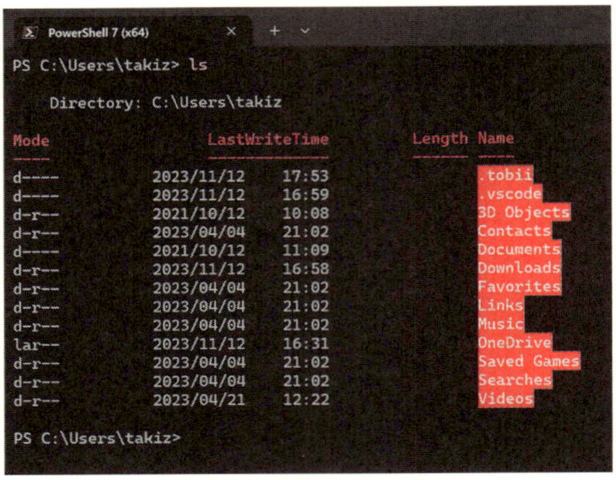

図 5・7　PowerShell 7 で ls コマンドを実行したところ

5・1・5　シェルの操作入門

ここでは，zsh の簡単な操作を説明する．マルチユーザ環境なので，各自のユーザアカウントで zsh に入ることになる．各ユーザごとに各自が使用するディスクスペースが割り当てられており，ログイン時には自分のホームディレクトリにいる．現在のディレクトリを表示するコマンドが pwd である．ターミナルで以下のように入力すると（% はコマンドプロンプトを表し，↲ はエンターキーを押すことを表す）．

```
%pwd↲
/Users/taki
```

といった表示が返される（pwd は print working directory の略）．/Users というディレクトリの下に各ユーザ名のディレクトリが作られていることがわかる．ここではユーザ名は taki である．

自分のディレクトリの下に work という作業用のディレクトリを作成するには

```
%mkdir work↲
```

とする（mkdir は make directory の略）．現在のディレクトリ内にあるファイルやディレクトリを表示するには ls というコマンドを用いる（ls は list の略）．

```
(base) taki@taki-Mac-Studio ~ % ls
Applications    Downloads       Library         Pictures        Untitled.ipynb
Desktop         Dropbox         Movies          Public          user.p12
Documents       KEK-Grid-CA.cer Music           PycharmProjects work
```

このようにサブディレクトリが表示され，確かに work というディレクトリが作られたことがわかる（この表示は筆者の Mac の場合である）．詳細な情報を表示させるには ls -l と -l オプションをつける．

```
(base) taki@taki-Mac-Studio ~ % ls -l
total 24
drwx------@   3 taki  staff    96  3 20  2022 Applications
drwx------+  43 taki  staff  1376 11 12 21:53 Desktop
drwx------@  22 taki  staff   704 11 12 22:15 Documents
drwx------@ 163 taki  staff  5216 11 12 13:15 Downloads
lrwxr-xr-x    1 taki  staff    40  6 16 07:45 Dropbox -> /Users/taki/Library/CloudStorage/Dropbox
-rw-r--r--@   1 taki  staff  1273 11  2  2015 KEK-Grid-CA.cer
drwx------@ 106 taki  staff  3392 11 10 22:04 Library
drwx------    4 taki  staff   128  3 25  2022 Movies
drwx------+   4 taki  staff   128  3 20  2022 Music
drwx------+  11 taki  staff   352 11  6 21:13 Pictures
drwxr-xr-x+   4 taki  staff   128  3 20  2022 Public
drwxr-xr-x    3 taki  staff    96  5 26  2022 PycharmProjects
-rw-r--r--    1 taki  staff    72  5 11  2023 Untitled.ipynb
-rw-r--r--@   1 taki  staff  2749  1  8  2023 user.p12
drwxr-xr-x    2 taki  staff    64 11 12 22:12 work
(base) taki@taki-Mac-Studio ~ %
```

最初に d があるのはディレクトリを表す．その後はアクセス権限を示していて，最初の rwx は自分が r 読む，w 書き込む，x 実行する権限があることを示している．次の三つは rwx が同じグループのメンバーに対して r 読む，w 書き込む，x 実行する権限があることを示している．UNIX 系 OS では，ユーザはグループに属していて，グループ単位でのアクセス権限を設定できる．この例では，ユーザ taki はグループ staff に属していることがわかる．その次の三つの rwx はすべてのユーザに対する権限を表している．その後，ユーザ名，グループ名，ファイル，ディレクトリサイズ，作成日時または，年月日，ファイル，ディレクトリ名となっている．ディレクトリ名やファイル名に矢印 -> があるものは，シンボリックリンクを表している．シンボリックリンクは別のディレクトリやファイルの参照である．よく使うディレクトリやファイルへのアクセスを容易にするために使用される．

%cd work↵

とすると（cd は change directory の略），現在のディレクトリが work に移る．

%cd ..↵

とすると，一つ上のディレクトリに移動する．.. は一つ上のディレクトリを表す．cd のあとに，移動したいディレクトリの絶対パスを入力すると，そのディレクトリに移動する．単に cd と打つと，自分のホームディレクトリに移動する．自分のホームディレクトリは ~ でも表すことができ，cd ~ でもホームディレクトリに戻る．

%echo "test"↵

とすると，画面に test と表示される．echo $PATH とすると環境変数 PATH に設定されている値を表示する．ここで，

%echo "test" > test.txt↵

としてみる．こうすると，test という内容が書かれたテキストファイル test.txt が作成される．ここで > はリダイレクトという機能を表しており，echo "test" の出力である test を test.txt というファイルに書き出す．もし test.txt というファイルが存在しなければ，新たに，test.txt というファイルが生成される．

%cat test.txt↵

とするとテキストファイルの内容を画面に表示する（cat は concatenate の略）．concatenate は連結するという意味で，複数のファイルを連結することができる．test.txt と test2.txt という二つのテキストファイルがあれば，

%cat test.txt test2.txt↵

とすれば，test.txt の内容を表示した後，test2.txt の内容を表示する．

%cat test.txt test2.txt > test3.txt↵

とすれば，test3.txt ファイルには，test.txt の内容に続いて，test2.txt の内容が入り，二つのファイルを結合したファイルが作成される．テキストファイルを表示するコマンドは他にもある．一つは more で，もう一つは less である．more テキストファイル名とするとテキストファイルが表示されるが，ターミナルの表示行数まで表示すると，そこで表示が停止し，スペースキーを押すと，ターミナルの表示行数分，次の内容を表示して停止する．また，エンターキーを押すと次の一行が表示される．最後まで表示すると終了して，コマンド入力待ちになる．less は more の改良版で b を入力すると 1 ページ戻る．また，終了するには q を入力する．

%ps axu↵

とすると，現在実行されているすべてのプロセスを表示する（ps は process の略）．プロセスは OS 上で管理されているプログラムの最小単位である．OS が見えないところで実行しているプログラムもすべて表示してくれるので，これを使うと，実行状況を詳しく分析することができる．多数のプロセスが走っているので，この中から特定のプロセスを探すのは大変である．ax はすべてのプロセスを表示することを指定して u はユーザに見やすい形で出力させることを指定している．

%ps axu | less↵

とすると ps aux の出力を less に渡して，1 ページずつ表示させることが可能となる．| はパイプラインといって，あるコマンドの出力を別のコマンドの入力として渡すシェルの機能である．

%ps axu | grep CotEditor↵

grepは入力された文字列の中から，指定された文字列が含まれる行を表示する機能で，ここでは，CotEditorを立ち上げているとCotEditorのプロセスの情報が表示される．

```
(base) taki@takizawamakotonoMacBook-Pro work % ps axu | grep CotEditor
taki             35402   0.0  0.0 408636112   1440 s000  S+    7:06PM   0:00.00 grep CotEditor
taki             35278   0.0  0.3 410293696 102736   ??  S     6:42PM   0:01.10 /Applications/CotEditor.app/Contents/MacOS/CotEditor
(base) taki@takizawamakotonoMacBook-Pro work %
```

grep CotEditorというコマンドもプロセスとして実行されており，ps axuの表示対象となっている．このプロセスもCotEditorという文字が含まれているので，CotEditorが起動しているという2行目のプロセスと同時に表示されている．上の例の二つ目の出力では，最初のtakiがプロセスを生成したユーザ名，次の35278というのがPID (Process ID) である．

%kill 35278↵

とするとこのCotEditorというテキストエディタを強制終了させることが可能である．このコマンドは重要なプロセスを間違って強制終了させてしまう可能性があるので，慎重に行ってほしい．暴走して終了できなくなったプログラムを終了させる場合などに使用する．

%cp test.txt test2.txt↵

とするとファイルをコピーすることができる（cpはcopyの略）．この場合は，テキストファイルに限らず，すべての形式のファイルを複製することが可能である．

%cp test.txt ../↵

とすると，一つ上のディレクトリにtest.txtの複製を作成する．コピー先としてディレクトリを指定した場合は，そのディレクトリにファイルの複製が作成される．たとえば，workというディレクトリの下にwork2というディレクトリがある場合，workにあるファイルすべての複製をwork2に作成したいときはworkディレクトリで

%cp *.* work2/↵

とすると"ファイル名.拡張子"という形式のファイルすべての複製をwork2ディレクトリに作成する．*（アスタリスク）はすべての文字を表現する正規表現である．

%cp *.txt work2/↵

とした場合は，拡張子がtxtのファイルすべての複製をwork2ディレクトリに作成する．ファイルを消去したい場合は

%rm test.txt↵

のようにrmコマンドを使用する（rmはremoveの略）．

```
%rm *.log↵
```

とすれば，ログファイルだけを削除することも可能である．ディレクトリを削除する場合は

```
%rmdir work2↵
```

のようにする（rmdir は remove directory の略）．ディレクトリ内にファイルがあるとそのディレクトリを消去することができないので，先にディレクトリ内のすべてのファイルを消去する必要がある．ファイル名の先頭に．（ピリオド）がついたものは隠しファイルで，ls としても表示されない．隠しファイルも表示させたい場合は

```
%ls -a↵
```

とする．ディレクトリを消去しようとして Directory not empty と表示されて消去できない場合は，隠しファイルがあるので，それらも消去する．隠しファイルは色々な設定ファイルなど，削除や変更されると困るファイルが多いので，削除する場合は注意してほしい．

5・2　Excel と VBA

Excel

VBA Visual Basic Applications

Excel は，入力されたデータで表を作成して計算を行い，グラフを図示する表計算ソフトである．初版の歴史は 1980 年代にさかのぼるが，現在では世界中でシェアの高いソフトである．合計や平均値などを求め，検索を容易にするための"関数"の機能や，**VBA** とよばれるマクロ言語などが利用できる．近年では，スプレッドシートに展開して，ネットワーク上で他者と協働できる汎用性がある．表作成ツールとしては，"セル結合"などマス目を結合して見た目をよくする機能がある一方で，結合されたセルは本来の表計算ソフトとして関数などを用いるのには不向きであるといった特徴があげられる．データサイズにも注意が必要である．Excel 2007 以降では，最大で 1,048,576 行，16,384 列（17,179,869,184 セル）のデータを扱えるといわれているが，1 セルの情報が膨大になる場合は，当然これよりも少ないセル数しか表示できない．Excel だけでも情報処理のための機能は多く，ある程度の処理速度も期待されるが，近年話題となっている医療ビッグデータ解析などでは対処しきれない問題も生じる．たとえば，一連の操作を自動化し，繰返し行うなどは VBA の機能を利用する方がより速く正確に処理することができる．VBA は Microsoft Office に搭載されており，ソースコード作成と編集アプリケーションおよびプログラム実行環境が標準装備されている．Excel の場合は，実行した一連の操作をマクロとして VBA で記録し，作成されたマクロはプログラムとして機能する．これを編集することで新たなるプログラムが作成できるなど，プログラム言語に初めて触れる人にわかりやすいソフトである．情報をデータとして処理するためには，一定の規則に従った利用法が求め

られる．

　本節では，高校までに学習するアプリケーションの Excel や初心者にもわかりやすいプログラミング言語である VB やデータベースを管理できるプログラム言語の **SQL** を例に，情報処理の一般的な内容や医療にかかわる情報を含め自動化の基礎について触れていきたい．なお，それぞれのアプリケーションやプログラミング言語の使い方などは，数々の指南書が出ているのでそちらを参考とされたい．

SQL Structured Query Language（構造化問合わせ言語）

5・2・1　データの表現型

　自動化を行うコンピュータでは，数値，文字，画像，音声などさまざまな形式の情報が扱われる．数値データであれば，0 から 1 ずつ増減する数である**整数型**や，小数点も取扱う**実数型**がある．文字データであれば，取扱う言語やアプリケーションによって，文字コードが異なる．欧米の言語であれば，**アスキー**（ASCII），日本の言語であれば，**シフト JIS** や **UTF-8** など複数存在するが，文字コードの互換性が問題となっていた．たとえば，シフト JIS には，プログラム言語に含まれる記号が漢字コードに含まれるため，処理時にエラーが出やすく，現在は国際標準規格である**ユニコード**がどの言語でも広く使われており，Excel でもユニコードがデフォルト設定である．テキストデータを Excel で読み込んだ際に，"文字化け" や "指定されたエンコードに変換できません．" といったエラーが出たときは，読み込んだデータと利用しているアプリケーションの文字コードが異なるためである．

整数型 integer type
実数型 real number type
アスキー American Standard Code for Information Interchange, ASCII
シフト JIS Shift-JIS
UTF-8 Unicode Translation Format-8
ユニコード Unicode

　Excel のデータシート上では，セル中にデータを入力し，ホームタブから文字の入力形式を選択することができる．セルに直接データの表現型を指定する場合は，数値であればそのままであるが，文字では「" "（ダブルクォーテーション）」で，囲むなどの記述方法がある（表 5・1）．

表 5・1　データの表現型の記述方法

種　類	記述方法
数　値	そのまま数字を記述する
文字列	「"」（ダブルクォーテーション）で囲んで記述する
日付・時刻	「#」（シャープ）で囲んで記述する

5・2・2　ID やマスタで表記ゆれを防ぐ

　コンピュータは 1 バイトの文字を好む．たとえば，数値やアルファベットなどがあげられる．プログラム言語の中では，アルファベットでも大文字と小文字を区別しないものもありシンプルである．一方，日本語はほとんどが 2 バイトであり，漢字，ひらがな，カタカナ（全角，半角），数字，アルファベット（大文字，小文字），絵文字など，多彩な言語を使い分ける．この言語の違いが正確に表記されれば，自動化処理には問題がないが，同じ意味の単語を検索する際に，複数の異なる表記がある場合に，検索が煩雑になる．たとえば，"ドラえもん" と "どらえもん" は，どちらも青いネコ型ロボットを思い浮かべると思うが，"ドラえもん" で検索を行っても，"どらえもん" は抽出されない．このような情報の不一

表記ゆれ
表記の揺らぎ
ID identification

致を**表記ゆれ**あるいは**表記の揺らぎ**という．

表記ゆれを防ぐ方法の一つに，**ID**を設定しマスタ化することがあげられる．IDは，半角英数字で，桁数は固定されていることが望ましいとされている．たとえば，患者IDについては，1番から番号が付けられるかもしれないが，1, 2, 3, …, 10, …, 100ではなく，100001, 100002, 100003, …, 100010, …, 100100のように，テキストデータに変換した際に桁落ち（最初にある0が消えてしまう現象）がないように整える必要がある．このIDを患者個々にユニークな番号にすれば，患者名がカタカナでもひらがなでも容易に検索が可能である．また，薬価基準収載医薬品コードのように，12桁のコードのうちの上4桁は，薬効分類，次の3桁が投与経路および成分，次の1桁が剤型，次の1桁が規格単位番号，次の2桁が銘柄番号，最後1桁がチェックディジットといった，意味のある番号を並べることもある（図5・8）．このコードに対して医薬品を特定しておくことで，1万品目以上ある医薬品の情報処理をスムーズに行うことができる．

もちろん，データ入力時にも入力規制の機能を利用して，特定の文字や数値しか入力できないように制限することも大切である．

ブロプレス錠2　**2149 040 F 1 02 6**
　　　　　　　　　① 　② ③ ④ ⑤ ⑥

① 日本標準商品分類コードの87を除いた数字
② 成分別の番号（内服薬：001～399，注射薬：400～699，外用薬：700～999）
③ 剤形を表す記号（内服薬の場合，A～E：散剤，F～L：錠剤，M～P：カプセル，Q～S：液剤，T，X：その他）
④ ①～③によって分類された同一分類内での規格単位番号
⑤ 同一規格内での，銘柄別に付けられた番号
⑥ 誤記入を検索するための番号

* 一般社団法人医療情報システム開発センター，医薬品HOTコードマスター，https://www2.medis.or.jp/master/hcode/ を引用改変．

図5・8 薬価基準収載医薬品コード（通称：厚生労働省12桁コード）の**コード体系***　薬価単位に設定されている12桁のコード．コードの構成：薬効分類（4桁），投与経路および成分（3桁），剤型（1桁），同一分類内別規格単位番号（1桁），同一規格単位内の銘柄番号（2桁），チェックディジット（1桁）．

5・2・3　関数を活用するための基礎知識

関数
演算子

関数とは，特定の処理を実行して結果を返す機能で，算術演算子よりは高度な処理が可能である．関数の説明に入る前に，**演算子**について触れておきたい．演算子（算術演算子）とは，プログラムを書くなかで，四則演算などを行う場合に

表5・2　算術演算子の例

演算子	内容	使用例	結果	優先順位
^	べき乗	10 ^ 3	1000	1
*	掛け算	10 * 2	20	2
/	割り算	10 / 2	5	2
¥	割り算の結果の整数部分	10 ¥ 3	3	3
Mod	割り算の結果の余り	10 Mod 3	1	4
+	足し算	10 + 2	12	5
−	引き算	10 − 2	8	5

使われる．表5・2にはVBAで使われるさまざまな算術演算子の例を示した．演算子には優先順位があり，一つの式の中で複数の演算子を組合わせて計算する場合は，優先順位の高い演算子の計算が先に行われる．したがって，優先順位の低い演算子を先に計算したい場合は，計算式を「（ ）」で囲む必要がある．

　関数を活用する際に基本的な概念として他に，**論理演算子**がある．AND演算，OR演算，NOT演算，NOR演算が代表的である．**AND演算**は，図5・9aにあるように，"事象A AND 事象B"で，"事象A かつ 事象B"と表現できる．**OR演算**は，図5・9bにあるように，"事象A OR 事象B"で，"事象A もしくは 事象B"と表現できる．NOT演算とNOR演算は，間違いが起こりやすい演算だが，NOT演算は，図5・9cにあるように，"NOT 事象A"（これを事象Āと表す）で，"事象Aではない"と表現し，NOR演算は，図5・9dにあるように，"事象A NOR 事象B"で，"事象Aでも事象Bでもない"と表現できる．入力されたデータを検索したり，データの抽出を行ったりする際に汎用される．

論理演算子
AND 演算
OR 演算

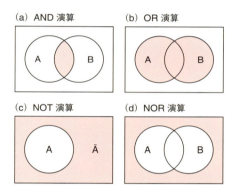

図5・9　論理演算のベン図

　Excelで関数を入力するときのポイントを説明しておく．データに対してコードを書いて指示を行う点では，VBやSQLなどプログラミング言語の体裁と類似している．しかし，これらの言語の関数とは，少しずつ名称や機能が異なるため注意が必要である．たとえば，A1セルからK1セルまでの数値を合計する場合，演算子を使って"＝A1＋B1＋…＋K1"と入力してもいいが，数十万行のデータなどでの処理は**SUM関数**を使えば効率がよい．合計の解を表示するセル上で"＝SUM(A1：K1)"と入力する．この式で，"SUM"を"AVERAGE"に変更すれば平均値，"MAX"に変更すれば最大値を計算することができる．このように，関数を入力するときには，"＝"に続いて関数名を入力し，かっこ内に計算対象となる**引数**（ひきすう）を入力する．引数の表現は関数によって異なる．表5・3には，よく使われるExcel関数を示した．2番目に汎用されている，**IF関数**は条件によって処理を分岐することができる関数でありExcelでも他の言語でも汎用されている．処理の分岐とは，条件式の結果（True/False）によって異なる処理を実行するための仕組みである．これはプログラム特有の処理であり，条件を指定した指示はかなり実用的といえる．図5・10に，分岐処理の例をフローダイアグラムで示した．対象患者の一覧がある際に，高齢者を特定する目的で65歳以

SUM 関数

引 数
IF 関数

150　第5章　データ処理の基礎知識と自動化

* Microsoft Support, Excel 関数（機能別），よく使われる関数トップ 10，(https://support.microsoft.com) をもとに作成.

表5・3　よく使われる関数*

関　数	説　明
SUM 関数	セルの値を合計する.
IF 関数	条件が True または False の場合に，それぞれ別の値を返すことができる.
LOOKUP 関数	一つの行または列から，他の行または列の同じ場所にある値を見つけることができる.
VLOOKUP 関数	表や範囲から行ごとに情報を検索することができる．たとえば，患者番号を基準にその患者の姓を検索したり，電話帳のように姓を検索して電話番号を見つけたりすることができる.
MATCH 関数	セルの範囲内で指定した項目を検索し，範囲内の項目の相対位置を返す．たとえば，範囲 A1:A3 に値 5, 7, 38 が含まれている場合，数式「＝MATCH(7, A1:A3, 0)」を入力すると，範囲内では 7 が 2 番目の項目であるため，数字 2 を返す.
CHOOSE 関数	インデックス番号に基づいて最大 254 個の値から一つを選ぶことができる．たとえば，値 1～値 7 が曜日を表す場合，1～7 のいずれかの数値をインデックスとして使用すると，該当する曜日が返される.
DATE 関数	特定の日付を表す連続したシリアル値を返す．この関数は，年，月，日の値が数式またはセル範囲で指定される場合，たとえば，YYYYMMDD のように Excel で認識できない形式の日付がワークシートに含まれているとして，二つの日付間の日数，月数，年数を計算することができる.
DAYS 関数	二つの日付間の日数を返す.
FIND 関数 FINDB 関数	指定された文字列を他の文字列の中で検索する．その文字列が最初に現れる位置を左端から数え，その番号を返す.
INDEX 関数	テーブルまたはセル範囲にある値，あるいはその値のセル参照を返す.

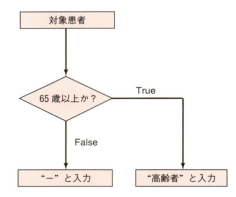

図5・10　分岐処理（Excel 関数と VBA の例）　対象患者について，65 歳以上の患者には"高齢者"と入力する処理.

上の患者には"高齢者"と，65 歳未満の患者には"―"と入力されるように IF 関数を用いる例である．IF 関数は，条件式が True の場合の解，False の場合の解を指定して，それぞれ別の値を返すことができる．VBA の IF ステートメントでも同様の指示が可能である．図5・11 には参考までに SQL での例を示した．また，繰返し処理も自動処理の基礎であるが，Excel 関数では効率が悪く，VBA などのプログラミング言語が有用である．図5・12 に示したのは，VBA の Do While Loop ステートメントである．患者の処方一覧があるときに，患者ごとに

処方日数を累計する例である．このステートメントは，条件式の結果が True の間，特定の処理を繰返し実行する．ある処理をするために記述するコードやステートメントの使い方が複数存在するため，効率のよいコードの記載には数々の指南書やデータサイエンティストの Web サイトを参考に，繰返し多様なパターンで実行してみるなど熟練を要する．

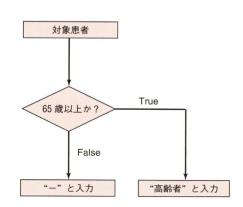
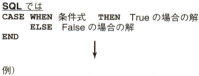

図 5・11　**分岐処理（SQL の例）**　対象患者について，65 歳以上の患者には "高齢者" と入力する処理

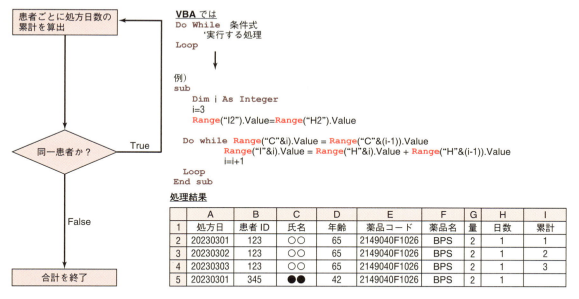

図 5・12　**繰返し処理**　患者の処方日数の累計を算出する処理．IF ステートメントを組合わせることで，ID が異なる行の繰返しを行うが，解説の都合上省略する．

5・2・4　機械処理に即したデータテーブルの利用

　Excel のデータシートのセルは，可変の格子であるがゆえに，1 セルに 1 文字を入力して原稿用紙のように使用する事例や，1 mm×1 mm のマスに固定して方眼紙のように図示するような使い方を時折見かける．機械処理を前提としたデータの管理では，このような形式ではなく，データテーブルというフォーマッ

トを意識した入力を行うと処理が速い．具体的に医療系のデータで説明しよう．医療系のデータでは，患者情報がデータの中心を占める．データの1行目には，その列に入力される情報の名称を付け，1,2,3行目…と隙間なく次々に入力する．1列目に患者IDを入力していくのであれば，1列目の1行目は "ID" など入力しておき，2行目から実際の患者IDが入力されていく．2列目の1行目を "氏名" とすれば，2行目以下はすべて，患者IDに対する氏名が，3列目の1行目を "年齢" とすれば，2行目以下はすべて，患者IDに対する年齢が入力されていく．

図5・13に示したように，図5・13aは見た目はよいが，自動化には不向きであり，図5・13bのように隙間なく入力された情報の方が自動化には向いている．一つのセルには一つの値しか含まないようにする工夫が重要である．

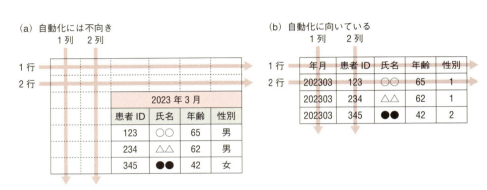

図5・13　自動化とデータテーブルのデザイン

5・2・5　医療データにみるデータテーブルの正規化

医療に関する情報は，多種多様であるが，これは患者が年齢を重ねるごとにいくつもの疾患を併発し，手術や投薬など多種多様な医療サービスを享受することを反映している．患者ごとに，いつ，複数の医薬品がどのような量で，何日投与されているかを一覧にするだけでも複雑なデータテーブルとなる．もちろん単に更新もしない一覧表として整理しておくだけであれば，それで問題はないが，作成したデータテーブルをもとにして，患者数をカウントし医薬品ごとの平均投与量を算出するなどの集計や分析を行う場合には適していない．

コンピュータによる自動化の処理には，データテーブルの正規化が欠かせな

レセプト番号	診療日	患者番号	患者氏名	医薬品コード	医薬品名	数量	投与日数	投与量合計
001	2024/04/01	1000345	湯川　秀樹	3399007H1021	BAP100	2	3	6
				3399008F1068	CPG75	1	3	3
				3999411G4027	KCR80	2	7	14
002	2024/04/02	1000678	北里柴三郎	3961008F3023	AMR0.5	3	1	3
				3962001F1093	GBT50	2	4	8

繰返し項目

図5・14　非正規形のデータテーブル

い．前述したような一覧表は，非正規形である（図5・14）．一方，"1事実1カ所（1 fact in 1 place）"を目指してデータを整理することにより，**第1正規形**をつくる（図5・15a）．第1正規形では，重複も欠損もないデータ列を**主キー**とし，情報の繰返しの項目をなくす必要がある．図5・14でもわかる通り，氏名に対して医薬品が複数存在している．この情報をシンプルにするために，データテーブルをレセプトテーブルと医薬品使用テーブルに分けたものが，図5・15aの第1

第1正規形

主キー primary key

(a) 第1正規形
（レセプトテーブル）

○レセプト番号	診療日	患者番号	患者氏名
001	2024/04/01	1000345	湯川 秀樹
002	2024/04/02	1000678	北里柴三郎

（医薬品使用テーブル）

○レセプト番号	○医薬品コード	医薬品名	数量	投与日数
001	3399007H1021	BAP100	2	3
001	3399008F1068	CPG75	1	3
001	3999411G4027	KCR80	2	7
002	3961008F3023	AMR0.5	3	1
002	3962001F1093	GBT50	2	4

(b) 第2正規形
（レセプトテーブル）

○レセプト番号	診療日	患者番号	患者氏名
001	2024/04/01	1000345	湯川 秀樹
002	2024/04/02	1000678	北里柴三郎

（医薬品使用テーブル2）

○レセプト番号	○医薬品コード	数量	投与日数
001	3399007H1021	2	3
001	3399008F1068	1	3
001	3999411G4027	2	7
002	3961008F3023	3	1
002	3962001F1093	2	4

（医薬品テーブル）

○医薬品コード	医薬品名
3399007H1021	BAP100
3399008F1068	CPG75
3961008F3023	AMR0.5
3962001F1093	GBT50
3999411G4027	KCR80

(c) 第3正規形
（レセプトテーブル2）

○レセプト番号	診療日	患者番号
001	2024/04/01	1000345
002	2024/04/02	1000678

（患者テーブル2）

○患者番号	患者氏名
1000345	湯川 秀樹
1000678	北里柴三郎

（医薬品使用テーブル2）

○レセプト番号	○医薬品コード	数量	投与日数
001	3399007H1021	2	3
001	3399008F1068	1	3
001	3999411G4027	2	7
002	3961008F3023	3	1
002	3962001F1093	2	4

（医薬品テーブル）

○医薬品コード	医薬品名
3399007H1021	BAP100
3399008F1068	CPG75
3961008F3023	AMR0.5
3962001F1093	GBT50
3999411G4027	KCR80

図5・15　データテーブルの正規形　○は主キーを示す．

正規形である．さらに，患者数が多くなるほど，同じ医薬品が何度も入力されてくることが想像できる．医薬品使用テーブルをシンプルにするために，医薬品使用テーブル2と医薬品テーブルに分けたものが，図5・15b の第2正規形で得られる．さらに，レセプトテーブルを整理すると，図5・15c の第3正規形をつくる．この医薬品テーブルは，各医療機関でマスタとして整備しておくこともできるが，利用者が複数で同じものを整備するのは効率が悪いということもあり，一般社団法人医療情報システム開発センター（MEDIS）では，標準病名マスタや標準医薬品コードマスタなど医療に係るマスタを整備，更新している*．

* MEDIS 標準マスタ:
https://www.medis.or.jp/4_hyojyun/medis-master/index.html

5・2・6 ピボットテーブルを活用してデータ分析を行う

ピボットテーブル

ピボットテーブルとは，データシートから集計表を作成する Excel の機能である．つまり，自動処理の機能が Excel 中にアプリケーションとして存在している．この機能を利用することで，さまざまな集計表を効率よく作成できる．VBA を使ってピボットテーブルを作成することも可能である．図5・16a の単純集計では，たとえば年齢の10歳階級ごとの人数を計算するなど，"年齢階級"という一つの変数の分布を確認するだけなので，Excel のデータシート上で処理が可能

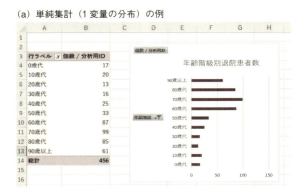

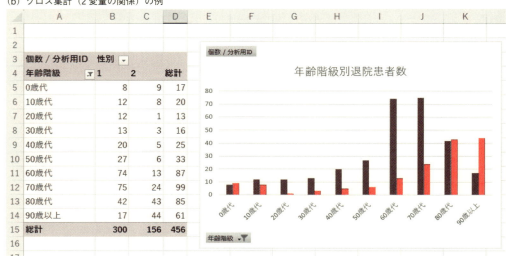

図5・16 単純集計（1変量の分布）とクロス集計（2変量の関係）

である．しかし，図 5・16b のように年齢階級ごとに，性別による分布を確認したいときなどは，“年齢階級” と “性別” という二つの変数についてクロス集計をする必要がある．ピボットテーブルは，クロス集計を効率よく行う機能である．図 5・17 にはピボットテーブルの例を示した．

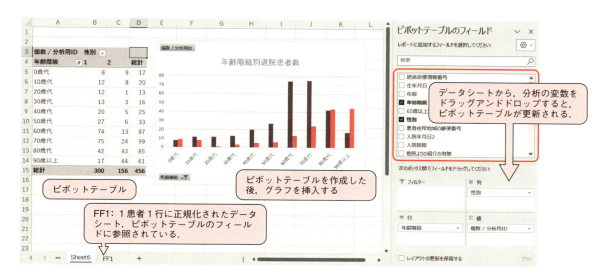

図 5・17　ピボットテーブルの例

5・2・7　縦持ちデータと横持ちデータ

データテーブルの形式は，**横持ちデータ**，**縦持ちデータ**などと区別される場合がある（図 5・18）．これは，キーとなる ID に対して，行の重複がないのが横持ちで，ID より細かい情報で積み上げられ，ID に重複が生じるのが縦持ちデータと表現すると違いがわかりやすい．たとえば，医療データであれば，患者情報を含んだデータテーブルでは，患者 ID 一つに対し，年齢，性別など患者情報が横に（各列に）並び，行の方向には重複がないものが横持ちデータであり，一方同じ患者情報でも，入院中に投与された薬剤などが投与日ごとに縦に（各行に）連なり，患者 ID は投与日分ずらりと入力されているものが縦持ちデータである．

横持ちデータ
縦持ちデータ

縦持ちデータ

ID	項目名	退院日
○○○○	入院日	11/1
○○○○	退院日	11/8
○○○○	ICD10	K359
▲▲▲▲	入院日	11/3
▲▲▲▲	退院日	11/7
▲▲▲▲	ICD10	N180

マクロで変換

横持ちデータ

ID	入院日	退院日	…	ICD10
○○○○	11/1	11/8	…	K359
▲▲▲▲	11/3	11/7	…	N180

図 5・18　縦持ちデータと横持ちデータ

分析用のアプリケーションに適応したり，統計ソフトで分析を行う際には，1行当たり1件と数えることができる横持ちデータの形式がふさわしく，縦持ちデータの情報は患者ごとに要約し，横持ちデータに加えていく作業が，データクリーニングの段階で行われる．

5・2・8 医療系データの管理

医療サービスを提供するうえで医療従事者は，アプリケーションを操作することで多様かつ大量のデータを共有している．これらのデータはデータベースおよびデータベースマネジメントシステムに保管されている．近年は，このデータを利活用し，医療機関の経営分析，医療の効率化，医療の質の評価，臨床研究などを行うことが重要となってきている．

リレーショナルデータベース

データベースのモデルは，いくつか存在するが，**リレーショナルデータベース**が医療系のデータ管理に汎用されている（§4・2・1 参照）．データテーブルの構造は Excel のテーブルと同様であることから，VBA で処理した Excel のデータテーブルを SQL のデータテーブルに変換しリレーショナルデータベースとして利用することや，SQL で処理したデータテーブルを Excel に変換して図表やグラフなどでビジュアル化するなどの利用方法もある．リレーショナルデータベースでは，データテーブルの列に，**主キー**を設定する．この列では，データの重複がなく，欠測値がない（主キー制約）という条件を満たす必要がある．主キーを二つ組合わせてこの条件を満たす場合もある．そのような設定を行うことで，主キーに入力されている情報によりその行が一意に識別され，あるデータテーブルと他のデータテーブルのリレーションを組む際に，主キーで結合することが可能になる．この主キーをユニーク ID とよぶ事もある．医療系のデータでは，患者

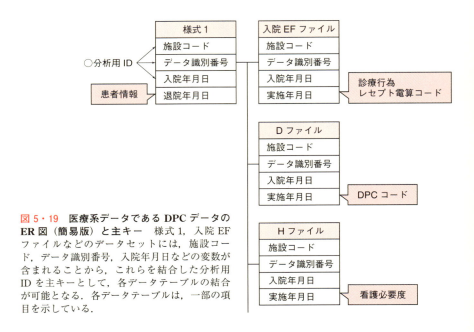

図 5・19 医療系データである DPC データの ER 図（簡易版）と主キー 様式1，入院 EF ファイルなどのデータセットには，施設コード，データ識別番号，入院年月日などの変数が含まれることから，これらを結合した分析用 ID を主キーとして，各データテーブルの結合が可能となる．各データテーブルは，一部の項目を示している．

IDが主キーであるが，違う患者に同じIDを配布することや，来院しなくなった患者IDを新規の患者に配布するなどのミスは，リレーショナルデータベースの仕組みを理解することで防ぐことができる．複数の医療機関のデータを利活用するような医療系ビッグデータの管理では，患者IDの重複が懸念されるため，医療機関コードを組合わせ，別のIDをつくるなどの工夫が必要である．

　図5・19に医療系データであるDPCデータの簡易なER図を示した．本来ER図は，**実体**（Entity）の**関連**（Relationship）を図示したものであるが，近年はデータベースそのものを作成者と利用者で授受を行うことが増え，データテーブルの構成とその関連を示す図として汎用されている．

DPCデータ Diagnosis Procedure Combination data

ER図 Entity Relationship Diagram, §4・2・3参照

5・2・9 VBAで処理できないとき

　VBAは，ExcelなどのOfficeアプリケーションに組込まれた専用のマクロ言語であり，Excelの内部的な操作を自動化することが目的である．たとえば，前述したデータ数の問題や，Excel以外のアプリケーションと連動した操作などは，VBAでは処理できない．そういった問題では，外部のプログラムであるSQLやPythonなどを利用する必要がある．Pythonは，無償で利用できる（オープンソース）プログラミング言語の一つであり，高校までに学習してきた学生も多く，広く汎用されている．Pythonには，"ライブラリ"とよばれるプログラムの集合体があり，Excelのデータ処理には，pywin32やxlwingsなどVBAと同様の記述で操作できるものや，openpyxlなどさまざまな外部ライブラリがインターネット上で入手可能である．

付録1　正規分布表（分布関数）

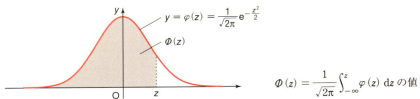

$\Phi(z) = \dfrac{1}{\sqrt{2\pi}} \displaystyle\int_{-\infty}^{z} \varphi(z)\,dz$ の値

z	0.00	0.01	0.02	0.03	0.04	0.05	0.06	0.07	0.08	0.09
0.0	0.5000	0.5040	0.5080	0.5120	0.5160	0.5199	0.5239	0.5279	0.5319	0.5359
0.1	0.5398	0.5438	0.5478	0.5517	0.5557	0.5596	0.5636	0.5675	0.5714	0.5753
0.2	0.5793	0.5832	0.5871	0.5910	0.5948	0.5987	0.6026	0.6064	0.6103	0.6141
0.3	0.6179	0.6217	0.6255	0.6293	0.6331	0.6368	0.6406	0.6443	0.6480	0.6517
0.4	0.6554	0.6591	0.6628	0.6664	0.6700	0.6736	0.6772	0.6808	0.6844	0.6879
0.5	0.6915	0.6950	0.6985	0.7019	0.7054	0.7088	0.7123	0.7157	0.7190	0.7224
0.6	0.7257	0.7291	0.7324	0.7357	0.7389	0.7422	0.7454	0.7486	0.7517	0.7549
0.7	0.7580	0.7611	0.7642	0.7673	0.7704	0.7734	0.7764	0.7794	0.7823	0.7852
0.8	0.7881	0.7910	0.7939	0.7967	0.7995	0.8023	0.8051	0.8078	0.8106	0.8133
0.9	0.8159	0.8186	0.8212	0.8238	0.8264	0.8289	0.8315	0.8340	0.8365	0.8389
1.0	0.8413	0.8438	0.8461	0.8485	0.8508	0.8531	0.8554	0.8577	0.8599	0.8621
1.1	0.8643	0.8665	0.8686	0.8708	0.8729	0.8749	0.8770	0.8790	0.8810	0.8830
1.2	0.8849	0.8869	0.8888	0.8907	0.8925	0.8944	0.8962	0.8980	0.8997	0.9015
1.3	0.9032	0.9049	0.9066	0.9082	0.9099	0.9115	0.9131	0.9147	0.9162	0.9177
1.4	0.9192	0.9207	0.9222	0.9236	0.9251	0.9265	0.9279	0.9292	0.9306	0.9319
1.5	0.9332	0.9345	0.9357	0.9370	0.9382	0.9394	0.9406	0.9418	0.9429	0.9441
1.6	0.9452	0.9463	0.9474	0.9484	0.9495	0.9505	0.9515	0.9525	0.9535	0.9545
1.7	0.9554	0.9564	0.9573	0.9582	0.9591	0.9599	0.9608	0.9616	0.9625	0.9633
1.8	0.9641	0.9649	0.9656	0.9664	0.9671	0.9678	0.9686	0.9693	0.9699	0.9706
1.9	0.9713	0.9719	0.9726	0.9732	0.9738	0.9744	0.9750	0.9756	0.9761	0.9767
2.0	0.9772	0.9778	0.9783	0.9788	0.9793	0.9798	0.9803	0.9808	0.9812	0.9817
2.1	0.9821	0.9826	0.9830	0.9834	0.9838	0.9842	0.9846	0.9850	0.9854	0.9857
2.2	0.9861	0.9864	0.9868	0.9871	0.9875	0.9878	0.9881	0.9884	0.9887	0.9890
2.3	0.9893	0.9896	0.9898	0.9901	0.9904	0.9906	0.9909	0.9911	0.9913	0.9916
2.4	0.9918	0.9920	0.9922	0.9925	0.9927	0.9929	0.9931	0.9932	0.9934	0.9936
2.5	0.9938	0.9940	0.9941	0.9943	0.9945	0.9946	0.9948	0.9949	0.9951	0.9952
2.6	0.9953	0.9955	0.9956	0.9957	0.9959	0.9960	0.9961	0.9962	0.9963	0.9964
2.7	0.9965	0.9966	0.9967	0.9968	0.9969	0.9970	0.9971	0.9972	0.9973	0.9974
2.8	0.9974	0.9975	0.9976	0.9977	0.9977	0.9978	0.9979	0.9979	0.9980	0.9981
2.9	0.9981	0.9982	0.9982	0.9983	0.9984	0.9984	0.9985	0.9985	0.9986	0.9986
3.0	0.9987	0.9987	0.9987	0.9988	0.9988	0.9989	0.9989	0.9989	0.9990	0.9990
3.1	0.9990	0.9991	0.9991	0.9991	0.9992	0.9992	0.9992	0.9992	0.9993	0.9993
3.2	0.9993	0.9993	0.9994	0.9994	0.9994	0.9994	0.9994	0.9995	0.9995	0.9995
3.3	0.9995	0.9995	0.9995	0.9996	0.9996	0.9996	0.9996	0.9996	0.9996	0.9997
3.4	0.9997	0.9997	0.9997	0.9997	0.9997	0.9997	0.9997	0.9997	0.9997	0.9998
3.5	0.9998	0.9998	0.9998	0.9998	0.9998	0.9998	0.9998	0.9998	0.9998	0.9998
3.6	0.9998	0.9998	0.9999	0.9999	0.9999	0.9999	0.9999	0.9999	0.9999	0.9999
3.7	0.9999	0.9999	0.9999	0.9999	0.9999	0.9999	0.9999	0.9999	0.9999	0.9999
3.8	0.9999	0.9999	0.9999	0.9999	0.9999	0.9999	0.9999	0.9999	0.9999	0.9999
3.9	1.0000	1.0000	1.0000	1.0000	1.0000	1.0000	1.0000	1.0000	1.0000	1.0000

付録2　正規分布表（逆分布関数）

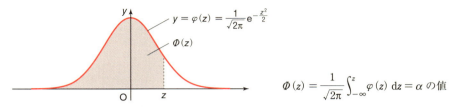

$\Phi(z) = \dfrac{1}{\sqrt{2\pi}} \displaystyle\int_{-\infty}^{z} \varphi(z)\,dz = \alpha$ の値

z	0.000	0.001	0.002	0.003	0.004	0.005	0.006	0.007	0.008	0.009
0.50	0.0000	0.0025	0.0050	0.0075	0.0100	0.0125	0.0150	0.0175	0.0201	0.0226
0.51	0.0251	0.0276	0.0301	0.0326	0.0351	0.0376	0.0401	0.0426	0.0451	0.0476
0.52	0.0502	0.0527	0.0552	0.0577	0.0602	0.0627	0.0652	0.0677	0.0702	0.0728
0.53	0.0753	0.0778	0.0803	0.0828	0.0853	0.0878	0.0904	0.0929	0.0954	0.0979
0.54	0.1004	0.1030	0.1055	0.1080	0.1105	0.1130	0.1156	0.1181	0.1206	0.1231
0.55	0.1257	0.1282	0.1307	0.1332	0.1358	0.1383	0.1408	0.1434	0.1459	0.1484
0.56	0.1510	0.1535	0.1560	0.1586	0.1611	0.1637	0.1662	0.1687	0.1713	0.1738
0.57	0.1764	0.1789	0.1815	0.1840	0.1866	0.1891	0.1917	0.1942	0.1968	0.1993
0.58	0.2019	0.2045	0.2070	0.2096	0.2121	0.2147	0.2173	0.2198	0.2224	0.2250
0.59	0.2275	0.2301	0.2327	0.2353	0.2378	0.2404	0.2430	0.2456	0.2482	0.2508
0.60	0.2533	0.2559	0.2585	0.2611	0.2637	0.2663	0.2689	0.2715	0.2741	0.2767
0.61	0.2793	0.2819	0.2845	0.2871	0.2898	0.2924	0.2950	0.2976	0.3002	0.3029
0.62	0.3055	0.3081	0.3107	0.3134	0.3160	0.3186	0.3213	0.3239	0.3266	0.3292
0.63	0.3319	0.3345	0.3372	0.3398	0.3425	0.3451	0.3478	0.3505	0.3531	0.3558
0.64	0.3585	0.3611	0.3638	0.3665	0.3692	0.3719	0.3745	0.3772	0.3799	0.3826
0.65	0.3853	0.3880	0.3907	0.3934	0.3961	0.3989	0.4016	0.4043	0.4070	0.4097
0.66	0.4125	0.4152	0.4179	0.4207	0.4234	0.4261	0.4289	0.4316	0.4344	0.4372
0.67	0.4399	0.4427	0.4454	0.4482	0.4510	0.4538	0.4565	0.4593	0.4621	0.4649
0.68	0.4677	0.4705	0.4733	0.4761	0.4789	0.4817	0.4845	0.4874	0.4902	0.4930
0.69	0.4959	0.4987	0.5015	0.5044	0.5072	0.5101	0.5129	0.5158	0.5187	0.5215
0.70	0.5244	0.5273	0.5302	0.5330	0.5359	0.5388	0.5417	0.5446	0.5476	0.5505
0.71	0.5534	0.5563	0.5592	0.5622	0.5651	0.5681	0.5710	0.5740	0.5769	0.5799
0.72	0.5828	0.5858	0.5888	0.5918	0.5948	0.5978	0.6008	0.6038	0.6068	0.6098
0.73	0.6128	0.6158	0.6189	0.6219	0.6250	0.6280	0.6311	0.6341	0.6372	0.6403
0.74	0.6433	0.6464	0.6495	0.6526	0.6557	0.6588	0.6620	0.6651	0.6682	0.6713
0.75	0.6745	0.6776	0.6808	0.6840	0.6871	0.6903	0.6935	0.6967	0.6999	0.7031
0.76	0.7063	0.7095	0.7128	0.7160	0.7192	0.7225	0.7257	0.7290	0.7323	0.7356
0.77	0.7388	0.7421	0.7454	0.7488	0.7521	0.7554	0.7588	0.7621	0.7655	0.7688
0.78	0.7722	0.7756	0.7790	0.7824	0.7858	0.7892	0.7926	0.7961	0.7995	0.8030
0.79	0.8064	0.8099	0.8134	0.8169	0.8204	0.8239	0.8274	0.8310	0.8345	0.8381
0.80	0.8416	0.8452	0.8488	0.8524	0.8560	0.8596	0.8633	0.8669	0.8705	0.8742
0.81	0.8779	0.8816	0.8853	0.8890	0.8927	0.8965	0.9002	0.9040	0.9078	0.9116
0.82	0.9154	0.9192	0.9230	0.9269	0.9307	0.9346	0.9385	0.9424	0.9463	0.9502
0.83	0.9542	0.9581	0.9621	0.9661	0.9701	0.9741	0.9782	0.9822	0.9863	0.9904
0.84	0.9945	0.9986	1.0027	1.0069	1.0110	1.0152	1.0194	1.0237	1.0279	1.0322
0.85	1.0364	1.0407	1.0450	1.0494	1.0537	1.0581	1.0625	1.0669	1.0714	1.0758
0.86	1.0803	1.0848	1.0893	1.0939	1.0985	1.1031	1.1077	1.1123	1.1170	1.1217
0.87	1.1264	1.1311	1.1359	1.1407	1.1455	1.1503	1.1552	1.1601	1.1650	1.1700
0.88	1.1750	1.1800	1.1850	1.1901	1.1952	1.2004	1.2055	1.2107	1.2160	1.2212
0.89	1.2265	1.2319	1.2372	1.2426	1.2481	1.2536	1.2591	1.2646	1.2702	1.2759
0.90	1.2816	1.2873	1.2930	1.2988	1.3047	1.3106	1.3165	1.3225	1.3285	1.3346
0.91	1.3408	1.3469	1.3532	1.3595	1.3658	1.3722	1.3787	1.3852	1.3917	1.3984
0.92	1.4051	1.4118	1.4187	1.4255	1.4325	1.4395	1.4466	1.4538	1.4611	1.4684
0.93	1.4758	1.4833	1.4909	1.4985	1.5063	1.5141	1.5220	1.5301	1.5382	1.5464
0.94	1.5548	1.5632	1.5718	1.5805	1.5893	1.5982	1.6072	1.6164	1.6258	1.6352
0.95	1.6449	1.6546	1.6646	1.6747	1.6849	1.6954	1.7060	1.7169	1.7279	1.7392
0.96	1.7507	1.7624	1.7744	1.7866	1.7991	1.8119	1.8250	1.8384	1.8522	1.8663
0.97	1.8808	1.8957	1.9110	1.9268	1.9431	1.9600	1.9774	1.9954	2.0141	2.0335
0.98	2.0537	2.0749	2.0969	2.1201	2.1444	2.1701	2.1973	2.2262	2.2571	2.2904
0.99	2.3263	2.3656	2.4089	2.4573	2.5121	2.5758	2.6521	2.7478	2.8782	3.0902

付録3　t 分布表

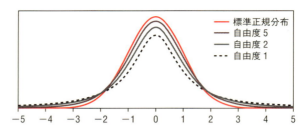

α は上側確率を示す．

自由度 \ 2α / α	0.100 / 0.050	0.050 / 0.025	0.020 / 0.010	0.010 / 0.005
1	6.314	12.706	31.821	63.656
2	2.920	4.303	6.965	9.925
3	2.353	3.182	4.541	5.841
4	2.132	2.776	3.747	4.604
5	2.015	2.571	3.365	4.032
6	1.943	2.447	3.143	3.707
7	1.895	2.365	2.998	3.499
8	1.860	2.306	2.896	3.355
9	1.833	2.262	2.821	3.250
10	1.812	2.228	2.764	3.169
11	1.796	2.201	2.718	3.106
12	1.782	2.179	2.681	3.055
13	1.771	2.160	2.650	3.012
14	1.761	2.145	2.624	2.977
15	1.753	2.131	2.602	2.947
16	1.746	2.120	2.583	2.921
17	1.740	2.110	2.567	2.898
18	1.734	2.101	2.552	2.878
19	1.729	2.093	2.539	2.861
20	1.725	2.086	2.528	2.845
22	1.717	2.074	2.508	2.819
24	1.711	2.064	2.492	2.797
26	1.706	2.056	2.479	2.779
28	1.701	2.048	2.467	2.763
30	1.697	2.042	2.457	2.750
35	1.690	2.030	2.438	2.724
40	1.684	2.021	2.423	2.704
50	1.676	2.009	2.403	2.678
60	1.671	2.000	2.390	2.660
120	1.658	1.980	2.358	2.617
∞	1.645	1.960	2.326	2.576

付録4　χ^2 分布表

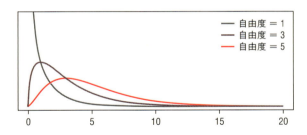

α は上側確率を示す.

自由度 \ α	0.990	0.975	0.950	0.900	0.100	0.050	0.025	0.010
1	0.0002	0.001	0.004	0.016	2.706	3.841	5.024	6.635
2	0.020	0.051	0.103	0.211	4.605	5.991	7.378	9.210
3	0.115	0.216	0.352	0.584	6.251	7.815	9.348	11.34
4	0.297	0.484	0.711	1.064	7.779	9.488	11.14	13.28
5	0.554	0.831	1.145	1.610	9.236	11.07	12.83	15.09
6	0.872	1.237	1.635	2.204	10.64	12.59	14.45	16.81
7	1.239	1.690	2.167	2.833	12.02	14.07	16.01	18.48
8	1.646	2.180	2.733	3.490	13.36	15.51	17.53	20.09
9	2.088	2.700	3.325	4.168	14.68	16.92	19.02	21.67
10	2.558	3.247	3.940	4.865	15.99	18.31	20.48	23.21
11	3.053	3.816	4.575	5.578	17.28	19.68	21.92	24.72
12	3.571	4.404	5.226	6.304	18.55	21.03	23.34	26.22
13	4.107	5.009	5.892	7.042	19.81	22.36	24.74	27.69
14	4.660	5.629	6.571	7.790	21.06	23.68	26.12	29.14
15	5.229	6.262	7.261	8.547	22.31	25.00	27.49	30.58
16	5.812	6.908	7.962	9.312	23.54	26.30	28.85	32.00
17	6.408	7.564	8.672	10.09	24.77	27.59	30.19	33.41
18	7.015	8.231	9.390	10.86	25.99	28.87	31.53	34.81
19	7.633	8.907	10.12	11.65	27.20	30.14	32.85	36.19
20	8.260	9.591	10.85	12.44	28.41	31.41	34.17	37.57
22	9.542	10.98	12.34	14.04	30.81	33.92	36.78	40.29
24	10.86	12.40	13.85	15.66	33.20	36.42	39.36	42.98
26	12.20	13.84	15.38	17.29	35.56	38.89	41.92	45.64
28	13.56	15.31	16.93	18.94	37.92	41.34	44.46	48.28
30	14.95	16.79	18.49	20.60	40.26	43.77	46.98	50.89
35	18.51	20.57	22.47	24.80	46.06	49.80	53.20	57.34
40	22.16	24.43	26.51	29.05	51.81	55.76	59.34	63.69
50	29.71	32.36	34.76	37.69	63.17	67.50	71.42	76.15
60	37.48	40.48	43.19	46.46	74.40	79.08	83.30	88.38
120	86.92	91.57	95.70	100.6	140.2	146.6	152.2	159.0

付録5　F分布表（上側確率 $\alpha = 0.05$）

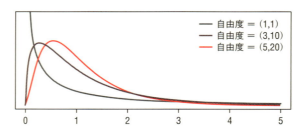

m\n	1	2	3	4	5	6	7	8	9	10	20	40
2	18.51	19.00	19.16	19.25	19.30	19.33	19.35	19.37	19.38	19.40	19.45	19.47
3	10.13	9.55	9.28	9.12	9.01	8.94	8.89	8.85	8.81	8.79	8.66	8.59
4	7.71	6.94	6.59	6.39	6.26	6.16	6.09	6.04	6.00	5.96	5.80	5.72
5	6.61	5.79	5.41	5.19	5.05	4.95	4.88	4.82	4.77	4.74	4.56	4.46
6	5.99	5.14	4.76	4.53	4.39	4.28	4.21	4.15	4.10	4.06	3.87	3.77
7	5.59	4.74	4.35	4.12	3.97	3.87	3.79	3.73	3.68	3.64	3.44	3.34
8	5.32	4.46	4.07	3.84	3.69	3.58	3.50	3.44	3.39	3.35	3.15	3.04
9	5.12	4.26	3.86	3.63	3.48	3.37	3.29	3.23	3.18	3.14	2.94	2.83
10	4.96	4.10	3.71	3.48	3.33	3.22	3.14	3.07	3.02	2.98	2.77	2.66
11	4.84	3.98	3.59	3.36	3.20	3.09	3.01	2.95	2.90	2.85	2.65	2.53
12	4.75	3.89	3.49	3.26	3.11	3.00	2.91	2.85	2.80	2.75	2.54	2.43
13	4.67	3.81	3.41	3.18	3.03	2.92	2.83	2.77	2.71	2.67	2.46	2.34
14	4.60	3.74	3.34	3.11	2.96	2.85	2.76	2.70	2.65	2.60	2.39	2.27
15	4.54	3.68	3.29	3.06	2.90	2.79	2.71	2.64	2.59	2.54	2.33	2.20
16	4.49	3.63	3.24	3.01	2.85	2.74	2.66	2.59	2.54	2.49	2.28	2.15
17	4.45	3.59	3.20	2.96	2.81	2.70	2.61	2.55	2.49	2.45	2.23	2.10
18	4.41	3.55	3.16	2.93	2.77	2.66	2.58	2.51	2.46	2.41	2.19	2.06
19	4.38	3.52	3.13	2.90	2.74	2.63	2.54	2.48	2.42	2.38	2.16	2.03
20	4.35	3.49	3.10	2.87	2.71	2.60	2.51	2.45	2.39	2.35	2.12	1.99
21	4.32	3.47	3.07	2.84	2.68	2.57	2.49	2.42	2.37	2.32	2.10	1.96
22	4.30	3.44	3.05	2.82	2.66	2.55	2.46	2.40	2.34	2.30	2.07	1.94
24	4.26	3.40	3.01	2.78	2.62	2.51	2.42	2.36	2.30	2.25	2.03	1.89
26	4.23	3.37	2.98	2.74	2.59	2.47	2.39	2.32	2.27	2.22	1.99	1.85
28	4.20	3.34	2.95	2.71	2.56	2.45	2.36	2.29	2.24	2.19	1.96	1.82
30	4.17	3.32	2.92	2.69	2.53	2.42	2.33	2.27	2.21	2.16	1.93	1.79
35	4.12	3.27	2.87	2.64	2.49	2.37	2.29	2.22	2.16	2.11	1.88	1.74
40	4.08	3.23	2.84	2.61	2.45	2.34	2.25	2.18	2.12	2.08	1.84	1.69
50	4.03	3.18	2.79	2.56	2.40	2.29	2.20	2.13	2.07	2.03	1.78	1.63
60	4.00	3.15	2.76	2.53	2.37	2.25	2.17	2.10	2.04	1.99	1.75	1.59
120	3.92	3.07	2.68	2.45	2.29	2.18	2.09	2.02	1.96	1.91	1.66	1.50

付録6　F 分布表 （上側確率 $\alpha = 0.025$）

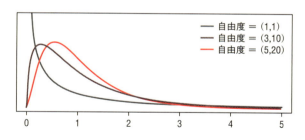

n \ m	1	2	3	4	5	6	7	8	9	10	20	40
2	38.51	39.00	39.17	39.25	39.30	39.33	39.36	39.37	39.39	39.40	39.45	39.47
3	17.44	16.04	15.44	15.10	14.88	14.73	14.62	14.54	14.47	14.42	14.17	14.04
4	12.22	10.65	9.98	9.60	9.36	9.20	9.07	8.98	8.90	8.84	8.56	8.41
5	10.01	8.43	7.76	7.39	7.15	6.98	6.85	6.76	6.68	6.62	6.33	6.18
6	8.81	7.26	6.60	6.23	5.99	5.82	5.70	5.60	5.52	5.46	5.17	5.01
7	8.07	6.54	5.89	5.52	5.29	5.12	4.99	4.90	4.82	4.76	4.47	4.31
8	7.57	6.06	5.42	5.05	4.82	4.65	4.53	4.43	4.36	4.30	4.00	3.84
9	7.21	5.71	5.08	4.72	4.48	4.32	4.20	4.10	4.03	3.96	3.67	3.51
10	6.94	5.46	4.83	4.47	4.24	4.07	3.95	3.85	3.78	3.72	3.42	3.26
11	6.72	5.26	4.63	4.28	4.04	3.88	3.76	3.66	3.59	3.53	3.23	3.06
12	6.55	5.10	4.47	4.12	3.89	3.73	3.61	3.51	3.44	3.37	3.07	2.91
13	6.41	4.97	4.35	4.00	3.77	3.60	3.48	3.39	3.31	3.25	2.95	2.78
14	6.30	4.86	4.24	3.89	3.66	3.50	3.38	3.29	3.21	3.15	2.84	2.67
15	6.20	4.77	4.15	3.80	3.58	3.41	3.29	3.20	3.12	3.06	2.76	2.59
16	6.12	4.69	4.08	3.73	3.50	3.34	3.22	3.12	3.05	2.99	2.68	2.51
17	6.04	4.62	4.01	3.66	3.44	3.28	3.16	3.06	2.98	2.92	2.62	2.44
18	5.98	4.56	3.95	3.61	3.38	3.22	3.10	3.01	2.93	2.87	2.56	2.38
19	5.92	4.51	3.90	3.56	3.33	3.17	3.05	2.96	2.88	2.82	2.51	2.33
20	5.87	4.46	3.86	3.51	3.29	3.13	3.01	2.91	2.84	2.77	2.46	2.29
21	5.83	4.42	3.82	3.48	3.25	3.09	2.97	2.87	2.80	2.73	2.42	2.25
22	5.79	4.38	3.78	3.44	3.22	3.05	2.93	2.84	2.76	2.70	2.39	2.21
24	5.72	4.32	3.72	3.38	3.15	2.99	2.87	2.78	2.70	2.64	2.33	2.15
26	5.66	4.27	3.67	3.33	3.10	2.94	2.82	2.73	2.65	2.59	2.28	2.09
28	5.61	4.22	3.63	3.29	3.06	2.90	2.78	2.69	2.61	2.55	2.23	2.05
30	5.57	4.18	3.59	3.25	3.03	2.87	2.75	2.65	2.57	2.51	2.20	2.01
35	5.48	4.11	3.52	3.18	2.96	2.80	2.68	2.58	2.50	2.44	2.12	1.93
40	5.42	4.05	3.46	3.13	2.90	2.74	2.62	2.53	2.45	2.39	2.07	1.88
50	5.34	3.97	3.39	3.05	2.83	2.67	2.55	2.46	2.38	2.32	1.99	1.80
60	5.29	3.93	3.34	3.01	2.79	2.63	2.51	2.41	2.33	2.27	1.94	1.74
120	5.15	3.80	3.23	2.89	2.67	2.52	2.39	2.30	2.22	2.16	1.82	1.61

付録7　F 分布表（上側確率 $\alpha = 0.95$）

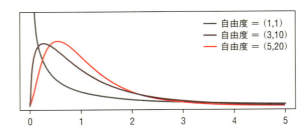

$n \backslash m$	1	2	3	4	5	6	7	8	9	10	20	40
2	0.0050	0.0526	0.105	0.144	0.173	0.194	0.211	0.224	0.235	0.244	0.286	0.309
3	0.0046	0.0522	0.108	0.152	0.185	0.210	0.230	0.246	0.259	0.270	0.323	0.352
4	0.0045	0.0520	0.110	0.157	0.193	0.221	0.243	0.261	0.275	0.288	0.349	0.384
5	0.0043	0.0518	0.111	0.160	0.198	0.228	0.252	0.271	0.287	0.301	0.369	0.408
6	0.0043	0.0517	0.112	0.162	0.202	0.233	0.259	0.279	0.296	0.311	0.385	0.428
7	0.0042	0.0517	0.113	0.164	0.205	0.238	0.264	0.286	0.304	0.319	0.398	0.445
8	0.0042	0.0516	0.113	0.166	0.208	0.241	0.268	0.291	0.310	0.326	0.409	0.459
9	0.0042	0.0516	0.113	0.167	0.210	0.244	0.272	0.295	0.315	0.331	0.418	0.471
10	0.0041	0.0516	0.114	0.168	0.211	0.246	0.275	0.299	0.319	0.336	0.426	0.481
11	0.0041	0.0515	0.114	0.168	0.213	0.248	0.278	0.302	0.322	0.340	0.433	0.491
12	0.0041	0.0515	0.114	0.169	0.214	0.250	0.280	0.305	0.325	0.343	0.439	0.499
13	0.0041	0.0515	0.115	0.170	0.215	0.251	0.282	0.307	0.328	0.346	0.445	0.507
14	0.0041	0.0515	0.115	0.170	0.216	0.253	0.283	0.309	0.331	0.349	0.449	0.513
15	0.0041	0.0515	0.115	0.171	0.217	0.254	0.285	0.311	0.333	0.351	0.454	0.520
16	0.0041	0.0515	0.115	0.171	0.217	0.255	0.286	0.312	0.335	0.354	0.458	0.525
17	0.0040	0.0514	0.115	0.171	0.218	0.256	0.287	0.314	0.336	0.356	0.462	0.530
18	0.0040	0.0514	0.115	0.172	0.218	0.257	0.288	0.315	0.338	0.357	0.465	0.535
19	0.0040	0.0514	0.115	0.172	0.219	0.257	0.289	0.316	0.339	0.359	0.468	0.540
20	0.0040	0.0514	0.115	0.172	0.219	0.258	0.290	0.317	0.341	0.360	0.471	0.544
21	0.0040	0.0514	0.116	0.173	0.220	0.259	0.291	0.318	0.342	0.362	0.473	0.548
22	0.0040	0.0514	0.116	0.173	0.220	0.259	0.292	0.319	0.343	0.363	0.476	0.551
24	0.0040	0.0514	0.116	0.173	0.221	0.260	0.293	0.321	0.345	0.365	0.480	0.558
26	0.0040	0.0514	0.116	0.174	0.221	0.261	0.294	0.322	0.346	0.367	0.484	0.564
28	0.0040	0.0514	0.116	0.174	0.222	0.262	0.295	0.324	0.348	0.369	0.487	0.569
30	0.0040	0.0514	0.116	0.174	0.222	0.263	0.296	0.325	0.349	0.370	0.490	0.573
35	0.0040	0.0514	0.116	0.175	0.223	0.264	0.298	0.327	0.352	0.373	0.497	0.583
40	0.0040	0.0514	0.116	0.175	0.224	0.265	0.299	0.329	0.354	0.376	0.502	0.591
50	0.0040	0.0513	0.117	0.175	0.225	0.266	0.301	0.331	0.357	0.379	0.509	0.602
60	0.0040	0.0513	0.117	0.176	0.226	0.267	0.303	0.333	0.359	0.382	0.514	0.611
120	0.0039	0.0513	0.117	0.177	0.227	0.270	0.306	0.337	0.364	0.388	0.527	0.634

付録8　F 分布表（上側確率 $\alpha = 0.975$）

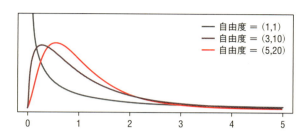

n \ m	1	2	3	4	5	6	7	8	9	10	20	40
2	0.0013	0.0256	0.0623	0.0939	0.119	0.138	0.153	0.165	0.175	0.183	0.224	0.247
3	0.0012	0.0255	0.0648	0.100	0.129	0.152	0.170	0.185	0.197	0.207	0.259	0.289
4	0.0011	0.0255	0.0662	0.104	0.135	0.161	0.181	0.198	0.212	0.224	0.285	0.320
5	0.0011	0.0254	0.0672	0.107	0.140	0.167	0.189	0.208	0.223	0.236	0.304	0.344
6	0.0011	0.0254	0.0679	0.109	0.143	0.172	0.195	0.215	0.231	0.246	0.320	0.364
7	0.0011	0.0254	0.0684	0.110	0.146	0.176	0.200	0.221	0.238	0.253	0.333	0.381
8	0.0010	0.0254	0.0688	0.111	0.148	0.179	0.204	0.226	0.244	0.259	0.343	0.395
9	0.0010	0.0254	0.0691	0.112	0.150	0.181	0.207	0.230	0.248	0.265	0.353	0.408
10	0.0010	0.0254	0.0694	0.113	0.151	0.183	0.210	0.233	0.252	0.269	0.361	0.419
11	0.0010	0.0254	0.0696	0.114	0.152	0.185	0.212	0.236	0.256	0.273	0.368	0.428
12	0.0010	0.0254	0.0698	0.114	0.153	0.186	0.214	0.238	0.259	0.276	0.374	0.437
13	0.0010	0.0254	0.0699	0.115	0.154	0.188	0.216	0.240	0.261	0.279	0.379	0.445
14	0.0010	0.0254	0.0700	0.115	0.155	0.189	0.218	0.242	0.263	0.282	0.384	0.452
15	0.0010	0.0254	0.0702	0.116	0.156	0.190	0.219	0.244	0.265	0.284	0.389	0.458
16	0.0010	0.0254	0.0703	0.116	0.156	0.191	0.220	0.245	0.267	0.286	0.393	0.464
17	0.0010	0.0254	0.0704	0.116	0.157	0.192	0.221	0.247	0.269	0.288	0.396	0.470
18	0.0010	0.0254	0.0704	0.116	0.157	0.192	0.222	0.248	0.270	0.290	0.400	0.475
19	0.0010	0.0254	0.0705	0.117	0.158	0.193	0.223	0.249	0.271	0.291	0.403	0.479
20	0.0010	0.0253	0.0706	0.117	0.158	0.193	0.224	0.250	0.273	0.293	0.406	0.484
21	0.0010	0.0253	0.0706	0.117	0.158	0.194	0.225	0.251	0.274	0.294	0.408	0.488
22	0.0010	0.0253	0.0707	0.117	0.159	0.195	0.225	0.252	0.275	0.295	0.411	0.491
24	0.0010	0.0253	0.0708	0.117	0.159	0.195	0.227	0.253	0.277	0.297	0.415	0.498
26	0.0010	0.0253	0.0709	0.118	0.160	0.196	0.228	0.255	0.278	0.299	0.419	0.504
28	0.0010	0.0253	0.0710	0.118	0.160	0.197	0.228	0.256	0.280	0.301	0.423	0.510
30	0.0010	0.0253	0.0710	0.118	0.161	0.197	0.229	0.257	0.281	0.302	0.426	0.515
35	0.0010	0.0253	0.0711	0.119	0.161	0.199	0.231	0.259	0.283	0.305	0.432	0.525
40	0.0010	0.0253	0.0712	0.119	0.162	0.200	0.232	0.260	0.285	0.307	0.437	0.533
50	0.0010	0.0253	0.0714	0.119	0.163	0.201	0.234	0.263	0.288	0.310	0.445	0.546
60	0.0010	0.0253	0.0715	0.120	0.163	0.202	0.235	0.264	0.290	0.313	0.450	0.555
120	0.0010	0.0253	0.0717	0.120	0.165	0.204	0.238	0.268	0.295	0.318	0.464	0.580

索　引

欧　文

α error　57, 78, 104
ACID 特性　129
Android　138
AND 演算　149
ANOVA → 分散分析
API　123
ASCII → アスキー

β error　57, 78
bash（シェル）　141
Benjamini and Hochberg の方法
　　　　　　　　　　　　82
BH 法 →
　Benjamini and Hochberg の方法
Bluetooth　137
Bonferroni の方法　80
BSD　140

C#　139
C++　139
cd　143
ChromeOS　138
CLI　140
cp　145
CPU　134
CSS　122
CSV　123
C 言語　140

DBMS　11
DCL → データ制御言語
DDL → データ定義言語
DHCP　19
DML → データ操作言語
DNS　19
Do While Loop ステートメント
　　　　　　　　　　　150
DPC データ　157
DRAM　135
DrugBank API　124
Dunnett（多重比較）　91

echo　143
ER 図　126, 157
Excel　146

FDR　79
FQDN　19
FTP　120
FTPS　120
FWE　79
FWER　79
F 分布　67

GNU プロジェクト　141
GPL　141
GPU　135
grep　144, 145
GUI　139

HDCP　137
HDD　135
HDMI　137
HIS → 病院情報システム
Holm の方法　80
HTML　122
HTTP　119
HTTPS　20, 120

ID　148
IF 関数　149
IF ステートメント　150
IMAP　120
iOS　138
iPadOS　138
IP アドレス　17
IQR → 四分位範囲

Java　139
JSON　123

kill　145
Kotlin　139

LAN　18
less　144
Linux　138
ls　142

macOS　138
Microsoft Office　146
mkdir　142
more　144

NAT　19
NOR 演算　149

NoSQL → 非関係データベース
NOT 演算　149
NRS　33
NTP　120
NYHA 分類　33

Objective-C　139
OR 演算　149
OS　138
OSI 基本参照モデル　119

POP　120
PowerShell 7　141
ps　144
PubMed API　124
pwd　142
Python　157

R^2 → 決定係数
RDB → リレーショナル
　　　　　　　データベース
rm　145
rmdir　146
RSE → 残差標準誤差
RSS → 残差平方和

SD → 標準偏差
SFTP　120
SGML　122
sh（シェル）　141
SMTP　120
SNS　24
SQL　11, 125, 147
SRAM　135
SSD　135
SSL/TLS　20, 120
SUM 関数　149
Swift　139

TCL → トランザクション制御
　　　　　　　　　　言語
TCP/IP　119
TSV　123
Tukey-Kramer（多重比較）　89
t 検定　58
t 分布　53

Ubuntu　142
UEFI　139
UNIX　138, 140

URL　120
USB　136
UTF-8　147

VBA　146
VB.NET　139
VIF → 分散拡大係数
VPN　20, 125

WAN　18
Web API　123
Web スクレイピング　124
Wi-Fi　137
Williams（多重比較）　91
Windows　138
Windows PowerShell　141
World Wide Web　119
WPA2　21
WPA3　21
WSL2　142

X Windows System　140
XML　122
XNU　139

zsh（シェル）　141

あ　行

アスキー　147
アナログコンピュータ　133
α error　57, 78, 104
イーサネット　137
一意性　125
一元配置分散分析　83, 85
逸脱酵素　32
医薬品コード　128
医療ビッグデータ解析　146
因　子　83
インターネットリテラシー　23
インデックス　126
引　用　6
ウィルコクソンの順位和検定
　　　　　　　　　　73, 75
ウィルコクソンの符号付き
　　　　　　　順位検定　76

索　引

上側 2.5% 点　52
ウェルチの t 検定　66

演算子　148
オペレーティングシステム → OS
オンライン講義　7

か　行

回帰係数　96
　——の検定　100, 104
　——の信頼区間　98
回帰分析　95
χ^2 検定　60, 72
χ^2 分布　54
外部キー　11, 126
確　率　45
確率質量関数　47
確率分布　47
確率変数　45
確率密度　48
確率密度関数　48
カーネル　139
仮名加工情報　12, 13
間隔尺度　32
関係データベース →
　　　リレーショナルデータベース
患者情報　8
関　数　148, 150
完全修飾ドメイン名 → FQDN
観測度数　71

棄　却　56
棄却域　57
記述統計　28
期待値　45
期待度数　71
帰無仮説　55
95%信頼区間　52
共線性　106
共分散　46
共分散行列　114
共有ロック　129

クエリ　121
区間推定　51, 52
　母分散の——　53
　母平均の——　52
クラウドコンピューティング
　　　　プラットフォーム　138
繰返し処理　151
クロス集計　154, 155
グローバル IP アドレス　18

決定係数　100
検　定　55
　回帰係数の——　100, 104
　等分散の——　67
　独立性の——　71
　母比率の——　61
　母比率の差の——　69

　母平均の——　55, 58, 59
　母平均の差の——　63
　母分散の——　60
公開鍵暗号方式　19
交互作用　87
構造化問合わせ言語 → SQL
後退復帰　130
誤　差　96
個人識別符号　12, 13
個人情報　8, 12, 13
個人情報保護法　12
個人データ　13
古典コンピュータ　134
コマンドプロンプト　141
コミット　129
コンピュータ　133
　——の構造　134
コンピュータウイルス　21

さ　行

財産権　4
最小二乗法　96
最頻値　39
残　差　96
残差標準誤差　100
残差平方和　96
算術演算子　148
散布図　35, 36, 93, 94
散布度　39
シェル　140
次世代医療基盤法　14, 15
下側 2.5% 点　52
実現値　45
実数型　147
実体（ER 図）　126
実体間の関係（ER 図）　126
質的データ（変数）　30
シフト JIS　147
四分位範囲　41
四分位偏差　41
尺　度　28
重回帰分析　95, 102
自由度調整済み決定係数　105
重判別分析　115
主キー　11, 125, 153, 156
主記憶装置　135
出　典　6
出力装置　136
守秘義務　8
受　容　56
順位和　73
順序尺度　32
肖像権　8
情報リテラシー　1
信頼区間　52
信頼度　52
推移的関数従属　128
水準数　83

推　測　27
推測統計　28
推定量　52
スキーム　120
スチューデント化された範囲　90
ストールマン（Richard Stallman）
　　　　141
スプレッドシート　146

正規化（データベース）　127, 152
正規分布　31, 49
正準関数　116
正準係数　116
正準軸　115
正準スコア　115
正準判別分析　115
整数型　147
静的 IP アドレス　19
正の相関　93
説明変数　94, 109
線形重回帰モデル　102
線形単回帰モデル　96
線形判別分析　111, 112
前進復帰　130
全数調査　27

相関関係　93
相関係数　106, 116
属性（ER 図）　126
ソースコード　146
ソフトウェア　134

た　行

第 1 種の過誤　57
第 1 正規形　127, 153
対応のあるデータ　63
対応のないデータ　63, 64
第 3 正規形　128, 154
第 2 種の過誤　57
第 2 正規形　128, 154
代表値　37
対立仮説　56
タ　グ　122
多重共線性　106
多重性の問題　78
多重比較　89
縦持ちデータ　155
ターミナル　141
ダミー変数　107
単回帰分析　95
単純集計　154

知的財産　2
知的財産権　2
中央処理装置 → CPU
中央値　38, 39
中心極限定理　51
著作権　2, 3
著作者人格権　4, 5
著作者の権利　4, 5

著作物　3
　——の私的使用　5, 6
　データベースの——　4
　プログラムの——　3
著作隣接権　4

ディレクトリ　121
デジタルコンピュータ　133
デジタル署名　20
デジタルデータ　133
データ制御言語　11
データ操作言語　11
データ定義言語　11
データベース　10, 125
　——の著作物　4
　——の障害回復　129
データベースマネジメント
　　　　システム → DBMS
デファクトスタンダード　119
テーブル　125
点推定　51, 52

統　計　27
統計的仮説検定　55
統計量　51
同時実行制御　129
動的 IP アドレス　19
匿名加工情報　13
度数分布表　36
特　許　3
トーバルズ（Linus Torvalds）
　　　　140
ドメイン　120
トランザクション　129
トランザクション制御言語　11

な　行

二元配置分散分析　87
二項分布　61
2 相コミット　131
入力装置　136

ノンパラメトリック検定　72

は　行

排他制御　129
排他ロック　129
パイプライン　144
箱ひげ図　42
パーセンタイル　38
バックアップファイル　129
ハッシュ関数　20
ハッシュ値　20
ハードウェア　134
パブリシティ権　8
パラメトリック検定　55
　二つの標本を比較する——　63
判別分析　108, 109

非関係データベース 125
引　数 149
ヒストグラム 37
非正規形（データベース） 127, 153
左片側検定 57
人を対象とする生命科学・医学系
　　　研究に関する倫理指針 14
非 NULL 性 125
批判的思考 24
ピボットテーブル 154, 155
病院情報システム 9
表記の揺らぎ（ゆれ） 148
標準化 49
標準正規分布 49
標準偏差 39
標　本 27, 51
標本平均 51
比例尺度 31, 32

ファイル 121
ファクトチェック 24
ファームウェア 139
フィッシャーの正確検定 72
フェイクニュース 24
複合キー 125
負の相関 93
部分関数従属 128
不偏推定量 52
不偏分散 52
プライバシー権 8
プライベート IP アドレス 18

フラグメント 121
フラッシュメモリ 136
プールした分散 65
プログラミング言語 147
プログラム 133
　　――の著作物 3
フローダイアグラム 149～151
フローティングゲート 136
プロトコル 119
分岐処理 150, 151
分　散 40, 46
　　水準（群）間の―― 83
　　水準（群）内の―― 83
分散拡大係数 106
分散データベース 131
分散分析 82
　　一元配置―― 83, 85
　　二元配置―― 87
分散分析表 84, 88
分布関数 47

平均順位 73
平均値 38
β error 57, 78
偏微分 97

母集団 27, 51
補助記憶装置 135
ホスト 120
母分散 51
　　――の検定 60

母平均 51
　　――の検定 55, 58, 59
　　――の差の検定 63
保有個人データ 13

ま〜ろ

マクロ 146
マクロ言語 146
マハラノビス距離 116
マルウェア 21
マン・ホイットニーの U 検定 74

右片側検定 57

無相関 94

名義尺度 32, 33

目的変数 94, 109
文字コード 147

薬価基準収載医薬品コード 148

有意水準 56
ユークリッド距離 116
ユニコード 147

要配慮個人情報 12, 13
要約統計量 28
横持ちデータ 155

ランサムウェア 22

リアルタイム配信 7
リアルワールドデータ研究 11
離散型（確率変数） 45
離散データ（変数） 29
リダイレクト 144
両側検定 57, 58
量子コンピュータ 134
量子超越性 134
量的データ（変数） 29
リレーショナルデータベース
　　　　　　　10, 125, 156
リレーション 125
累積分布関数 47
連続型（確率変数） 47
連続データ（変数） 29
ログファイル 129
ロジスティック回帰分析 109
ロジット 110
ロック 129
ロールバック 130
ロールフォワード 130
論理演算子 149

第 1 版 第 1 刷 2024 年 9 月 17 日 発行

新スタンダード薬学シリーズ 第 6 巻
薬学情報科学 I. データサイエンス基礎
——基礎統計からデータ解析へ——

　　　　　編　集　新スタ薬シリーズ
　　　　　　　　　編 集 委 員 会
Ⓒ 2024
　　　　　発行者　石　田　勝　彦
　　　　　発　行　株式会社東京化学同人
　　　　　　　　　東京都文京区千石 3-36-7 (〒112-0011)
　　　　　　　　　電話 03-3946-5311・FAX 03-3946-5317
　　　　　　　　　URL：https://www.tkd-pbl.com/

印刷 中央印刷株式会社・製本 株式会社松岳社

ISBN978-4-8079-1747-1　Printed in Japan
無断転載および複製物 (コピー, 電子デー
タなど) の無断配布, 配信を禁じます.